Differix

Innere Medizin

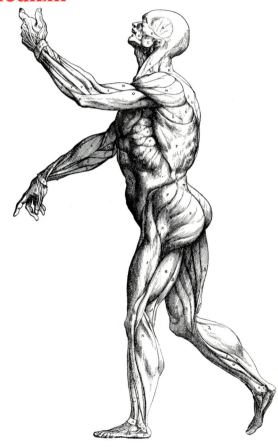

ANDREAS VESALIUS
De humani corporis fabrica Johannes Oporinus, Basel 1543 und 1555
Mit freundlicher Genehmigung der Universitätsbibliothek Basel, Schweiz

© Chapman & Hall GmbH, D-69469 Weinheim (Bundesrepublik Deutschland), 1994

ISBN 3-8261-0004-2

Differix

Innere Medizin

von
Martin von Planta
Benedict Martina
Georges Hartmann

unter Mitarbeit von
Serena Hartmann

 CHAPMAN & HALL

London · Glasgow · Weinheim · New York
Tokyo · Melbourne · Madras

PD Dr. Martin von Planta
St Johanns-Vorstadt 44
CH-4056 Basel

Dr. Benedict Martina
Med. Universitäts-Poliklinik
Kantonsspital, CH-4031 Basel

Prof. Dr. Georges Hartmann
Cadonaustr. 35, CH-7000 Chur

© Chapman & Hall GmbH, D-69469 Weinheim (Bundesrepublik Deutschland), 1994.

CIP-Eintrag beantragt

Herstellerische Betreuung: PRO EDIT GmbH, D-69126 Heidelberg

Satz: Hermann Hagedorn GmbH, D-68519 Viernheim

Druck, Einband: Druckhaus Beltz, D-69502 Hemsbach

Printed in the Federal Republic of Germany

Gedruckt auf säurefreiem Papier.

Puisqu'on ne peut être universel et savoir tout ce qui peut se savoir sur tout, il faut savoir peu de tout.
Car il est bien plus beau de savoir quelque chose de tout, que de savoir tout d'une chose
(Blaise Pascal, Pensées sur l'esprit XXXVII).

Differix Innere Medizin:
Vom Symptom zur internistischen Diagnose

Die neuartige Präsentation der Fakten imitiert den intellektuellen Gedankengang und vermittelt somit einen raschen Zugriff zur wesentlichen Diagnostik. Dementsprechend ist der Aufbau einer Seite auch streng gegliedert, was wesentlich durch graphische Elemente unterstützt wird. Entscheidende Informationen werden durch ▶ markiert.

Die Autoren sind bei der Bearbeitung davon ausgegangen, daß Anamnese und Untersuchungsstatus als Basis der Diagnostik bekannt sind, weswegen auf diese Angaben bewußt verzichtet wurde. Danach werden Problemstellungen formuliert und anschließend die Differentialdiagnose erstellt. Hier sind im klinischen Alltag oft Lücken feststellbar.

Die einzelnen Kapitel beginnen mit subjektiven Symptomen (signs and symptoms), die den Patienten zum Arzt führen, wie Schmerz und allgemeine Krankheitsmanifestationen. In sich sind die Kapitel alphabetisch nach dem Hauptstichwort geordnet. Anschließend folgt eine systematische, organbezogene Darstellung von objektiven Befunden, wie sie der Arzt erhebt. Abgerundet wird das Werk durch ein Kommentierung der wichtigsten Laborwerte, einen Exkurs über Punktate sowie bildgebende Verfahren und ein Register.

Die angegebenen Häufigkeiten gehen vom Hauptsymptom aus, wobei die Zahlen aus verschiedenen Quellen stammen, teilweise jedoch nur schwer – wenn überhaupt – zu finden waren und gelegentlich mehr als 100 % ergeben. Deshalb werden vorwiegend Prävalenzen (und selten Inzidenzen) angegeben. Die Literaturzitate stellen eine Auswahl dar, welche keinen Anspruch auf Vollständigkeit erhebt.

Der Seitenaufbau von Differix gliedert sich wie folgt:

- **Definitionen**
- **Wichtigste Zahlen**
- **Schlüsselelemente zur Diagnostik**
- **Wesentliche pathophysiologische Anmerkungen**

Zahlen	**Hauptursachen**
	Liste der wichtigsten Ätiologien, nach ihrer Häufigkeit abgestuft
% oder +	Prävalenz, selten Inzidenz pro Jahr

Einteilung	**Weiterführendes**
Detailliste	**Erste Basisdiagnostik**
Ätiologie, nach pathophysiologischen Prinzipien geordnet und nach Möglichkeit in ihrer klinischen Bedeutung abgestuft angegeben. Seltenes wird mit kleiner Schrift markiert.	Detailschritte zur einzelnen Ursache. Laboruntersuchungen. Differentialdiagnostische Überlegungen. Apparative Diagnostik.

Die Herstellung dieses Werkes wäre ohne Mithilfe von außen nicht möglich gewesen. Spezieller Dank gebührt Dr. H. Pippert für die Durchsicht des radiologisch orientierten Kapitels, Frau Dr. K. Walser-Hellerbach für die immer kritische Begutachtung des Manuskripts und den Herren Dr. R. Schmid sowie Dr. G. Creux für die kompetente Beurteilung des Konzepts. Die Autoren entbieten Frau Silvia Osteen, Geschäftsführerin von Chapman und Hall, Heidelberg, den besten Dank für die umsichtige Unterstützung der Arbeiten und ihr nie erlahmendes Interesse am Fortgang des Manuskripts. Autoren und Verlag erhoffen sich von Differix eine vertiefte Anwendung der Differentialdiagnostik zum Wohl der Patienten und freuen sich, kritische Einwände resp. Verbesserungs- und Änderungsvorschläge entgegenzunehmen.

Basel und Chur, Juni 1994

Martin von Planta
Benedict Martina
Georges Hartmann

1 Schmerz

2 Allgemeine Krankheitsmanifestationen

3 Kardiologie, Angiologie

4 Pneumologie

5 Gastroenterologie

6 Nephrologie

7 Ausgewählte Infektionen

8 Hämatologie, Immunologie, Onkologie

9 Endokrinologie, Metabolismus

10 Bewegungsapparat

11 Neurologie

12 Laborbestimmungen

13 Bildgebende Verfahren

14 Register 197ff

ABKÜRZUNGEN

- Nur seltenere, weniger bekannte Abkürzungen (Abk.) sind angegeben
- Allgemein bekannte Abkürzungen werden nicht speziell vermerkt (z. B. EKG)

Abk.	Bedeutung
ABGA	arterielle Blutgasanalyse
AF	Auswurffraktion
AI	Aorteninsuffizienz
AK	Antikörper
ANCA	antineutrophile Zytoplasmaantikörper
ANAK	antinukleäre Antikörper
AS	Aortenstenose
AST	Antistreptolysintiter
aPh	alkalische Phosphatase
ASD	Vorhof Septum Defekt
BB	Blutbild
BD	Blutdruck
BSR	Blutkörperchensenkungsgeschwindigkeit
BZ	Blutzucker
CD_4 CD_8	T-Helfer-/Supressor-Zellen
CEA	Karzinoembryonales Antigen
CK	Kreatinkinase
CK-MB	Myokardspezifische Kreatinkinase
COLD	chronische obstruktive Lungenkrankheit
cP	chronische Polyarthritis
CRP	C-reaktives Protein
Ec	Erythrozyten
EEG	Elektroenzephalogramm
EF	Ejektionsfraktion
EMG	Elektromyogramm
ERCP	endoskopische retrograde Cholangiopankreatikographie
EUG	Extrauteringravidität
Hb	Hämoglobin
HBV	Hepatitis-B-Virus
HIV	human immunodeficiency virus
Hk	Hämatokrit
INH	Isoniazid
IVP	intravenöse Pyelographie
Lc	Leukozyten
LDH	Laktatdehydrogenase
LP	Lumbalpunktion
LV	linker Ventrikel
LVH	linksventrikuläre Hypertrophie
MCH	Hb-Gehalt des Erythrozyten
MCV	mittleres Erythrozytenvolumen
MG	Molekulargewicht
MI	Mitralinsuffizienz
MS	Mitralstenose
MRT	Magnetresonanztomographie
PAS	Periodic-acid-Schiff-Färbung
PAVK	periphere arterielle Verschlußkrankheit
pCO_2	Kohlendioxidpartialdruck
pO_2	Sauerstoffpartialdruck
PUVA	Psoralen + Ultraviolett A

Abk.	Bedeutung
Rö	Röntgen
RV	rechter Ventrikel
SLE	systemischer Lupus erythematodes
T_3 T_4	Trijodthyronin, Thyroxin
Tbc	Tuberkulose
Tc	Thrombozyten
TGL	Triglyzeride
TI	Trikuspidalinsuffizienz
TIA	Transiente ischämische Attacke
TSH	thyreoideastimulierendes Hormon
US	Ultraschall
VSD	Ventrikel Septum Defekt
WS	Wirbelsäule
ZNS	Zentralnervensystem

Symbolverzeichnis

$\left.\begin{array}{l} + \\ + + \\ + + + \end{array}\right\}$ zunehmende Häufigkeit

↑   mehr, stärker

↓   weniger, schwächer

↘   leicht abgeschwächt

♀, ♂   weiblich, männlich

n   normal

▶   wichtig, denke an

- Akutes, meist schmerzhaftes Abdominalsyndrom mit Peritonismus
- Leitsymptome: (Loslaß-)Schmerz, Abwehrspannung, Erbrechen, allgemeines Krankheitsgefühl, Blähung (Distension)
- Oft diagnostische Schwierigkeiten, v. a. bei (jungen) Frauen

Hauptursachen

	> 60 Jahre	< 60 Jahre
Appendicitis acuta	5 %	25 %
Ileus	25 %	5 %

Einteilung

▶ **Appendicitis acuta**

Ileus
  Mechanisch (nach Häufigkeit)
  Hernien
  Briden, Adhäsionen
  Volvulus, Invagination
  Tumor
  Morbus Crohn
  Gallenstein
  Fremdkörper
  Pseudoobstruktion
  Peritonealkarzinose
  Paralytisch
  Ischämisch

Perforation in die freie Bauchhöhle
Ulcus duodeni, ventriculi, Divertikel,
Cholangitis, Tumor, Ösophagitis, Kolitis

Gastroenteritis acuta

Urologische Ursachen
Nieren-/Ureterkolik, Pyelonephritis,
Niereninfarkt

Cholelithiasis, Cholezystitis
Pankreatitis

Milzaffektionen
Ruptur bei Trauma, Mononukleose
Milzinfarkt
Milzabszeß

Kolonerkrankung
Divertikulitis, -tumor

Trauma

Obstipation

Unspezifisch
Gastritis, Colon irritabile

Nur bei Frauen
Pelvic inflammatory disease (z. B. Adnexitis)
EUG
Ovarialzystenruptur und -torsion

Verschiedene seltene Ursachen
Mesenterialinfarkt
Rupturiertes Aortenaneurysma
Entzündliche Darmerkrankungen
Myokardinfarkt, Pneumonie, diaphragmale Pleuritis,
Lungenembolie, diffuse Peritonitis (inkl. Tbc), hämo-
lytische Krise bei Sichelzellenanämie, Perihepatitis,
Antikoagulationsblutung (Rektusscheide,
retroperitoneal, Darmwand)

Weiterführendes

McBurney-Druckdolenz, Loslaßschmerz,
Lc, US

Rö: Abdomenübersicht (Spiegelbildung)
im Stehen

Angiographie
Rö: Freie Luft unter dem Diaphragma

US, Urinstatus, Rö Abdomen

US
Lipase, Amylase in Serum und Urin

Kontrastmitteleinlauf, Koloskopie

US, CT

Rektalpalpation, Abdomenübersicht

▶ **Beobachtung, v. a. bei leichterer**
  Symptomatik (s. S. 2)

Gynäkologisches Konsilium, US

Graviditätstest

US, CT Abdomen
Koloskopie

Brewer RJ et al. (1976) Am J Surg 131:219 • DeDombal FT (1979) Scand J Gastroenterol 14:29 • Irwin T
(1989) Br J Surg 76:1121 • Way L et al. In: Sleisenger M, Fordtran J (eds) (1989) Gastrointestinal Disease,
S 246, 4. Aufl, Saunders.

● **Sehr häufiger Konsultationsgrund**
● **Richtige Diagnose in 75 % allein durch Anamnese und Status**
● **Auf Begleitsymptome achten (Fieber, Diarrhöe, Erbrechen, Blutungen)**

Hauptursachen
−++ Nichtorganische Ursachen
−+ Organische Ursachen

Einteilung

Akutes Abdomen s. S. 1
Oberbauchsymptomatik vorherrschend
Nichtorganisch (Dauer: Wochen bis Monate)
Non-Ulcer-Dyspepsia
▶ **Definition:** Symptome im Oberbauch ohne organische Erklärung und chronisch (> 1 Monat), insbesondere keine Anämie, kein Gewichtsverlust, keine nächtlichen Beschwerden.

Typ
Stasetyp

Refluxtyp
Ulkustyp
Biliärtyp

Mischtyp
Organisch (meist akut-persistierend)
Gastroösophagealer Reflux (Prävalenz 18 %)
Refluxösophagitis (Prävalenz 2−3 %)
Gastritis (sichere Diagnose nur histologisch)
Gastroduodenale Ulkuskrankheit (Prävalenz 1 %)
Cholelithiasis, Cholezystitis, Cholangitis
Akute Hepatitis
Pankreatitis
Stauungsleber (Kapselspannung)
Oberbauchorgantumoren; Lymphome
M. Crohn
Myokardischämie
Pneumonie, Pleuritis, Lungenembolie
Unterbauchsymptomatik vorherrschend
Nichtorganisch (meist chronisch-wechselnd)
Motilitätsstörungen
Colon irritabile
Habituelle Obstipation
Organisch (meist akut-persistierend)
(Gastro-)Enteritis
Kolondivertikulitis
Appendizitis
Gynäkologische Affektionen
(Mittelschmerz, Adnexitis, Endometriose, EUG)
Gravidität
Anorektale Erkrankungen (Hämorrhoidal-
thrombose, Analfissur, Anitis)
Entzündliche Darmerkrankungen (M. Crohn,
Colitis ulcerosa, pseudomembranöse Kolitis;
ischämische Kolitis)
Harnwegsinfekt, Pyelonephritis
Urolithiasis, Hydro-, Pyonephrose
Unterbauchtumoren (evtl. mit Aszites, Ileus)
Parasitosen
Laktoseintoleranz
Opiatentzug
Porphyrie
Familiäres Mittelmeerfieber
Darmwandhämatom
Bleiintoxikation
Retroperitoneale Fibrose
Retroperitoneale Blutung

Weiterführendes

▶ **Leitsymptome**
Völlegefühl, Motilitätsstörung,
Meteorismus, sehr häufig
Sodbrennen
Nüchternschmerz
Kolikartige Schmerzen im
rechten Oberbauch

US, obere Endoskopie

Lc, aPh
Transaminasen, Serologie
Amylase, Lipase

CT Abdomen
Koloskopie, Dünndarmpassage
EKG; CK, CK-MB
Rö Thorax, Lungenszintigraphie

Meteorismus, Krämpfe
Linderung durch Defäkation
Rektalpalpation, Abdomenübersicht

Kontrastmitteleinlauf, Koloskopie
Lc, evtl. US
Gynäkologische Untersuchung

Anoproktoskopie

Koloskopie

Urinstatus, -bakteriologie
US, Abdomenübersicht, IVP
CT Abdomen
Erregernachweis, Eosinophilie
H_2-Atemtest, Laktosebelastung

Polyserositiden
evtl. Antikoagulazion beachten
US, CT Abdomen
s. S. 1

Talley NJ (1988) Ann Int Med 108 : 865−879 • Way LW (1989) In: Sleisenger M, Fordtran J (eds) Gastrointestinal Disease, ch 15, p 238, 4th ed., Saunders • Holtmann G et al. (1992) DMW 117 : 1029−1034 • Scalfaro P et al. (1992) Dyspepsie-Almanach, Springer.

- **Rasch Myokardinfarkt ausschließen, an Pneumothorax, Lungenembolie, Aorten-aneurysma denken**
- **Zweithäufigster Schmerz als Arztkonsultationsgrund und eines der häufigsten psycho-somatischen Symptome**
- **Anamnese und Status sagen Schlußdiagnose in > 80 % korrekt voraus**

Hauptursachen

+ + + +	Funktionelle Thoraxschmerzen inkl. Thoraxwandschmerz
+	Tracheobronchitis, Pleuritis, ösophageale Schmerzen
(+)	Koronare Herzkrankheit

Einteilung

▶ **Funktionell**
Keine faßbare Ursache
Hyperventilations-Syndrom

Thoraxwandschmerz

Verspannungen der Interkostalmuskulatur
Muskelkontusion, Rippenfraktur, -blockierung
Sternumfraktur
Insertionstendinosen
Wirbelsäulenaffektionen
Kostochondritis (M. Tietze)
Postthorakotomiesyndrom

Intrathorakal (außer Herz)
Tracheobronchitis
Pleuritis
Pneumothorax
Pneumonie
Lungenembolie, -infarkt
Tumoren
Mediastinitis

Gastrointestinal
Gastroösophagealer Reflux, Hiatushernie
Ösophagusspasmen
Ösophagitis
Gastroduodenale Ulkuskrankheit
Meteorismus (versch. Ursachen)
Mallory-Weiss-Läsionen
Gallenkolik, Cholezystitis, Cholangitis
Pankreatitis
Ösophagusruptur (spontan = Boerhaave-Syndrom)

Kardial
Koronare Herzkrankheit

Perikarditis (s. S. 54)

Koronarspasmen, Prinzmetal-Angina
Mikrovaskuläre Angina (Syndrom X)
Aortenvitien, Hypertroph-obstruktive Kardiomyopathie

Neurologisch
Neuralgien, v. a. Zoster; Radikulitis
Thorakale Diskushernie

Aortenaneurysma, -dissektion

Weiterführendes

Evtl. psychosomatische Genese

Auslösbarkeit durch Palpation, Rö Thorax

Rö Thorax, evtl. Punktion
Rö Thorax in Exspiration
Sputumbakteriologie, Rö Thorax
Lungenszintigraphie
CT Thorax, Bronchoskopie

Obere Endoskopie, Versuch mit Antazida
Versuch mit Nifedipin
Ösophagoskopie
Obere Endoskopie
(s. S. 63)
Obere Endoskopie
Transaminasen, US
Amylase, Lipase

EKG, CK, CK-MB, Ergometrie, Versuch mit Nitroglyzerin
Schmerz im Liegen ↑, Perikardreiben, Echo
Langzeit-EKG (ST-Analyse), Ergometrie
Normale epikardiale Koronargefäße
Echokardiographie (Vorsicht mit Belastung)

Herpesserologie
CT, MRI

Rö Thorax, CT Thorax

Schneider R et al. (1981) Med Clin North Amer 65 : 53–66 • Goldman L et al. (1991) In: Harrison's Principles of Internal Medicine, ch 16, p 103, XII ed., McGrawHill • Editorial, Lancet (1992) 339 : 583–584.

- **Untersuchung: klinisch, Labor, radiologisch**
- **Punktion bei Erguß: Aspekt, Leukozyten, Kristalle, Bakterien**
- **Abgrenzung gegenüber periartikulären Affektionen, z. B. Tendinitis**

Hauptursachen

++++	Arthrose; Gelenküberlastung, -trauma
+	Entzündliche Gelenkaffektionen inkl. rheumatoide Arthritis
+	Kristallarthropathien inkl. Gicht

Einteilung

Monoartikulär oder oligoartikulär (überwiegend)

▶ **Degenerativ: Arthrose**

Hüfte (Koxarthrose)
Knie (Gonarthrose)
Wirbelsäule (Spondylarthrose)
Schulter (Omarthrose)
Daumengrundgelenk (Rhizarthrose)
Interphalangealgelenke

Entzündlich
(Monarthritis, Oligoarthritis)
Gicht

Infektiöse (septische) Arthritis

Chondrokalzinose
Hydroxylapatitkrankheit
Seronegative Spondylarthropathien
– M. Bechterew
– M. Reiter
– Formenkreis der reaktiven Arthritis
– Lyme-Borreliose

– Enteropathische Arthritis

– Nach Chlamydien-, Streptokokken-, Ureoplasma-, Giardia-Lamblia-Infekten
Psoriasisarthritis

Arthritis bei Colitis ulcerosa, M. Crohn
Juvenile chronische Polyarthritis
Schwere Arthrose, aktivierte Arthrose
Parainfektiöse Arthritis
Sarkoidose
Hämochromatose
Hämophilie mit Gelenkblutungen
Caisson-Krankheit
Familiäres Mittelmeerfieber
Familiäre Hyperlipidämie (Typ II, IV)
Speicherkrankheiten (z. B. M. Gaucher)
Erythema nodosum
Neuropathische Arthritis (Charcot)
M. Behçet (als Vaskulitis klassifiziert)
Tumoren

Polyartikulär

Chronische Polyarthritis
Polyarthrose
Rheumatisches Fieber
Systemischer Lupus erythematodes

Andere Kollagenosen

Weiterführendes

1–3 Gelenke befallen

Meist bewegungsabhängig, betrifft belastete Gelenke; Fehlstellungen, Inkongruenzen; Rö: Osteophyten; Punktat < 1000 Lc/mm^3

Intervertebralgelenke

Heberden-Knoten (distal), Bouchard-Knoten (proximal)
oft Erguß mit > 1000 Lc/mm^3; meist Ruheschmerz, Fieber, Morgensteifigkeit
Tophi; Harnsäure im Serum ↑; Kristalle (einfachbrechend) im Punktat
$>10000–100000$ Lc/mm^3 Punktat; Bakteriologie, Tbc; Blutkulturen; meist Staphylokokken und Neisserien
Doppelbrechende Kristalle im Punktat
Kristalle nur im Elektronenmikroskop

Rö Sakroiliakalgelenk, HLA–B27
Urethritis, Uveitis

Zeckenbiß, Erythema chronicum migrans, Borrelienserologie
Salmonellen-, Shigellen-, Yersinien-, Campylobacterinfektionen

Schuppende Effloreszenzen an Kopfhaut, Gelenkstreckseiten, typische radiologische Veränderungen
Koloskopie
Meist seronegativ

Hepatitis (A, B), M. Bang
Rö Thorax
Ferritin
Gerinnungsfaktormangel (VIII, IX)
Nach Dekompression
Rezidivierende Bauchschmerzen; Polyserositis
Cholesterin, Triglyzeride

Zytologie, Biopsie
Mehr als 3 Gelenke befallen
Meist mit Ruheschmerzen
CRP ↑, Rheumafaktoren +, kutane Rheumaknoten, Rö Hand
Antistreptolysintiter
Exanthem, BSR ↑, Anti-DNA-AK ↑, C$_3$ ↓, Anti-Kardiolipin-AK ↑, Nierenparameter, Leukopenie, ZNS-Symptomatik

Mankin HJ et al. (1986) J Rheumatol 13:6 • Cush JJ et al. (1991) In: Harrison's Principles of Internal Medicine, ch 280, XII ed., McGrawHill • McCune WJ, Sergent JS, Brandt KD (1993) In: Kelley WN et al. (ed) Textbook of Rheumatology, ch 22, 23, 4th ed., Saunders.

1

- Häufigste Schmerzform
- Migräne familiär gehäuft, 5–18 % der Bevölkerung, ♀ >> ♂
- Großteil aller Kopfschmerzen: ohne gesicherte Ätiologie
- Schlagartig auftretende, heftige Kopfschmerzen sind ein Notfall

Hauptursachen (primäre Kopfschmerzen)

+++(+)	Gewöhnliche Spannungskopfschmerzen
+++	Migräne (80 % meist ohne Aura; 20 % mit Aura und neurologischer Symptomatik)
(+)	Cluster-Kopfschmerz (Synonym: Horton-Kopfschmerz)

Einteilung

Primäre Kopfschmerzen

Gewöhnliches Kopfweh
Episodisch, chronisch, wetterbedingt (Föhn)

▶ **Migräne**
Gewöhnliche Migräne (80 %)
ohne Aurasymptome

Klassische neurologische Migräne (20 %)
(Migraine accompagnée, ophthalmische
Migräne) **mit** Aurasymptomen
Cluster-Kopfschmerz

Verschiedene, ohne strukturelle Läsionen
(mit guter Prognose)
z. B. Kälteexposition

Symptomatische Kopfschmerzen
Ursache im Kopfbereich
Augen: Refraktionsanomalien, Glaukom
Halswirbelsäule: Spondylose
Nebenhöhlen (Sinusitis)
Hirnnerven (Neuralgien, Neuritis)
Ohren: Otitis, Mastoiditis
Zähne, Kiefer
Schädel: M. Paget

Intrakranielle Infektionen
Meningitis, Meningoenzephalitis
Großer Hirnabszeß

Vaskulär
Blutungen: subarachnoidal bei Angiomen,
Aneurysmen; intrazerebral;
Hypertensive Krise
Arteriitis temporalis (cranialis), Horton
Sinusvenenthrombose
Zerebrovaskulärer Insult

Posttraumatisch nach Schädeltrauma
Kommotio, Kontusion
Chronisches Subduralhämatom

Hirndruck
Intrakranieller Tumor
Liquorüberdruck

Weiterführendes

Primär klinische Diagnose (Score)

Diagnosekriterien: (2 von 4)
Leicht bis mäßig
Beidseitig
Nichtpulsierend
Kein Erbrechen, keine Nausea oder
Überempfindlichkeit auf Licht/Lärm

Diagnosekriterien: (2 von 4)
Einseitig
Pulsierend
Mäßig bis stark, aktivitätsbehindernd
Verschlimmerung durch Anstrengung
und
mindestens 5 Attacken von 4–72 Std.
Dauer **mit** Erbrechen/Nausea oder
Überempfindlichkeit auf Lärm und Licht
Neurologischer Status

Einseitig, mit Konjunktivalrötung und
Tränen ♂: 0,2 % der Bevölkerung

Husten-, Anstrengungs- und postkoitale
Kopfschmerzen, Ice-cream headache

Rö HWS, Zeichen des Helmabstreifens
Klopfdolenz, evtl. Rö Nebenhöhlen

Dentitio difficilis, schwere Karies

LP

Schädel-CT, Gefäßdarstellung

BD, Fundusuntersuchung
BSR, Biopsie

Schädel-CT, -Rö

Fundoskopie, Schädel-CT

Einteilung

Ursache systemisch

Fieber, Sonneneinwirkung

Dialyse, schwere Anämie

Phäochromozytom
Höhe, Hypoxie, Hyperkapnie, Hypoglykämie
Hypoliquorrhöe
Histaminhaltige Nahrungsmittel

Medikamentös

Alkohol

Nitrate

Kalziumantagonisten
Chronische Ergotamin- und Analgetikaeinnahme und -entzug
Gestagene, Östrogene

Weiterführendes

Vanillinmandelsäure im Anfall ↑

Nach LP

Caviness VS et al. (1980) New Engl J Med 302 : 446 • Headache Classification Committee of the International Headache Society: Classification and diagnostic criteria for headache disorders. Cephalalgia (1988) 8 : 1 – 96 • Adams RD, Victor M (1989) Principles of Neurology, ch 9, 4th ed., McGrawHill • Wäspe H et al. (1991) Internist 32 : 31 • Stewart WF et al. (1992) JAMA 267 : 64.

- Oft von unklarer Ätiologie und harmlos
- Primäre Muskelerkrankungen sind selten schmerzhaft
- Abzugrenzen von ossären und neurogenen Schmerzen

Hauptursachen

+++	Muskelkater und -traumatisierung
+++	Idiopathische Muskelkrämpfe; Restless-legs-Syndrom
+	Schmerzhafte Myogelosen (bei Lumbago, Tortikollis)
+	Parainfektiös (viral)

Einteilung

Krämpfe überwiegend
Sonderform: „restless legs"
Idiopathisch
Überanstrengung
Dehydratation, Salzverlust; Tetanie
(s. S. 71)
Mg-Mangel, Hypokalzämie; Hyper-
ventilation
Urämie, Dialyse
Hitze

Schmerzen überwiegend
Muskelkater, -kontusionen, -risse
Parainfektiös (diffus)
Myogelosen, Fibromyalgie
Polymyalgia rheumatica
Sklerodermie
Chronisch-venöse Insuffizienz
Reflektorische Myalgien
Ischämie, Nekrosen
Rhabdomyolyse (medikamentös, toxisch,
traumatisch)
Entzündlich-rheumatisch
– Myositis (M. Bornholm, Parasitose:
  Trichinen)
– Periarteriitis nodosa, Dermatomyositis
– Rheumatoide Arthritis (s. S. 4)
Parkinsonismus
Claudicatio spinalis
Pyomyositis
Intramuskuläre Blutung
Toxische Substanzen

Kontrakturen überwiegend (transitorisch)

Maligne Hyperthermie und Neuroleptikasyndrom
Tetanus
Neuromyotonie
McArdle-Krankheit (Glykogenose Typ V)
Carnitin-Palmitoyl-Transferase-Mangel

Weiterführendes

Labor: Hk ↑, Na ↓, Cl ↓, K ↓, Ca ↓, Mg ↓,
pCO$_2$ ↑, Harnstoff ↑, Serumkreatinin ↑

Beidseits; Prävalenz 1–5 %

▶ CK; cave Logensyndrom s. S. 106

Hartspann, multiple Druckschmerzhaftigkeit
BSR, Steroidversuch
ANA

Bei Arthro-, Disko- und Neuropathien
PAVK, Traumen
CK, Myoglobinurie

Erregernachweis

Rheumafaktoren

Hämophilie A, B (s. S. 86)
Organische Phosphate

Anstrengungsabhängig, bei Fieber

Danek A. (1990) Nervenarzt 61 : 69 – 76.

- 70–80 % der Bevölkerung ist irgendwann einmal betroffen; nur bei jedem 6. Dauer > 2 Wochen; jährliche Inzidenz 5 %
- Sehr oft ermöglichen allein Anamnese und Status die Diagnosestellung
- Röntgenaufnahmen bei Therapieresistenz

Krankheitsdauer

0–6 Wochen:	akut	90 %
6–12 Wochen:	subakut	5 %
> 12 Wochen:	chronisch	5 %

Hauptursachen

80–90 % idiopathisch, 5 % Diskopathie, 5 % Verhebetrauma; Rezidivhäufigkeit im 1. Jahr: 60 %

Einteilung

Weiterführendes

▶ Rö Wirbelsäule: Bei Persistenz CT zusätzlich, wenn: Ruheschmerz, neurologische Ausfälle, Steroidtherapie, Fieber, Gewichtsverlust, schweres Trauma, Karzinomanamnese

Idiopathisch 85 %
Akute Lumbalgie

Akute Lumboischialgie
LWS-Syndrom

Meist muskuloligamentär, degenerativ
Bei Chronizität evtl. psychosomatisch überlagert

Mechanisch
LWS-Kontusion, Verhebetrauma, Wirbelkörperkompressionsfraktur (z. B. bei Osteoporose) **4 %**
Spondylolisthesis **3 %**
Diskusherniation (OP-bedürftig) **2 %**
Gravidität
Cauda-equina-Syndrom
Spinalstenose: primär angeboren oder erworben, degenerativ bei Spondylolisthesis

90 % L 4/L 5 oder L 5/S 1

Nur in 1 % der OP-bedürftigen Diskushernien

Neoplastisch
Knochen-, spinale oder Weichteiltumoren und -metastasen **0,7 %**

Entzündlich / infektiös
M. Bechterew und andere seronegative Spondylarthropathien **0,3 %**
Borreliose, Zoster; Osteomyelitis, Spondylodiszitis, Epiduralabszeß **0,1 %**
Arachnoiditis
Synechien Dura mater

Viszeral
Pyelonephritis, Nephrolithiasis, Pankreatitis, Pankreaskarzinom, Bauchaortenaneurysma (Ruptur)
Iliakale und retroperitoneale Raumforderung

Abdomen US

z. B. retroperitoneale Fibrose

Zusatzinformation
- Zweithäufigste Krankmeldungsursache
- Oft selbstlimitierend: 50 % der radikulären Symptome in 1 Monat geheilt
- Bei Krankheitsdauer > 6 Monate: 50 % gehen trotz Therapie nicht mehr zur Arbeit
- Risikofaktoren: Schweres, repetitives Lastenheben vornübergeneigt, Vibrationen (LKW-Fahrer, Maschinen), Nikotinabusus

Crabias S. et al. (1980) Bull Rheum Dis 30 : 1040–1045 • Frymoyer J W (1988) New Engl J Med 318 : 291–300 • Papageorgiou A C et al. (1991) Brit J Rheum 30 : 208–210 • Deyo R A et al. (1992) JAMA 268 : 760–765 • Frank A (1993) Brit Med J 306 : 901–909.

● **Schulter bis Fingerspitzen**
● **Sensible und motorische Versorgung: Segmente C_4 bis $Th_{1(2)}$**

Hauptursachen

++++	Traumatisch
++	Neurologisch (50 % Karpaltunnelsyndrom, 20 % HWS-Spondylose)
+	Rheumatologisch (10 % Periarthropathia humeroscapularis)
(+)	Internistisch (Myokardischämie, Arterienverschlüsse)

Einteilung

Trauma, Entzündung
Distorsion, Kontusion, Fraktur
Insertionstendinosen
(z. B. Epicondylitis humeri radialis),
Traumatisierte Arthrose
Arthritis
Bursitis, Tendinitis, Panaritium, M. Sudeck

Nervenschädigung
Karpaltunnelsyndrom

HWS-Spondylose
Diskushernie
Neuritiden
Skalenuskompressionssyndrom
Tumoren

Degenerativ / rheumatisch
(Peri)arthropathia humeroscapularis
Arthrosen
Arthritiden, insbes. CP
Fibromyalgie

Vaskulär
Arterielle Embolie und Thrombose
Raynaud-Phänomen

Venöse Thrombose, Lymphödem
Thoracic-outlet-Syndrom (Kompression)

Muskulär (Muskelschmerzen s. S. 7)

Verschiedenes
Myokardischämie
Gallenblasenaffektionen
Milztrauma, subphrenischer Abszeß
Diabetes mellitus
Lungenspitzentumor (Pancoast)
Renale Osteodystrophie

Weiterführendes

Rö, Klinik

Vgl. Entrapment-Syndrom (s. S. 106)
Thenaratrophie; radiale Finger betroffen,
EMG
Rö HWS
CT der HWS

CT der HWS

Rö, evtl. US
Rö
Rö, Rheumafaktoren
Druckschmerzpunkte

US Duplex, Angiographie
Farbveränderungen der Finger: Weiß-blau-
rot; evtl. Kapillarmikroskopie (s. S. 55)

Provokationstest, Rö: evtl. Halsrippe, Gefäßgeräusch

Ergometrie (EKG, CK, CK-MB)
US Abdomen
CT Abdomen, US
Polyneuropathie, BZ
CT Thorax
Niereninsuffizienz

Mumenthaler M (ed) (1982) Schulter-Arm-Schmerz, 2. Aufl, Huber • Thornhill TS (1993) In: Kelley WN et al. (eds) Rheumatology, ch 30, 4th ed., Saunders • Powers R (1993) J Gen Int Med 8 : 93 – 105.

● **Übermaß an Fettgewebe**
● **Bezugsgrößen: Sollgewicht nach Broca, Idealgewicht, BMI (body mass index), Hautfaltendicke**

Grundsätzliches

In Industrieländern stark altersabhängige Zunahme des Körpergewichts:
    Mann zwischen 20. und 45. Lebensjahr
    Frau   zwischen 35. und 55. Lebensjahr
durch Vermehrung des Fettgewebes
    vorwiegend subkutan, auch abdominal
    Ausnahmen: Schwerathleten, Bodybuilder

Diagnosestellung

Keine allgemein gültigen Kriterien
Bezugsgröße ist immer das Körpergewicht, in Relation gesetzt zur Körperlänge.
Zusätzliche Entscheidungshilfe Hautfaltendicke

2

►Bezugsgrößen

Sollgewicht nach Broca
♂ Körperlänge (cm) minus 100
♀ Körperlänge (cm) minus 105

Idealgewicht
Sollgewicht nach Broca minus 10 %
aus amerikanischer Lebensversicherungsstatistik
Gewicht mit der größten Lebenserwartung

Body mass index: Normbereich 21–24

$$BMI = \frac{Körpergewicht~(kg)}{[Körperlänge~(m)]^2}$$

Hautfaltendicke
Summe von 3 Meßstellen (mm)
    Trizeps + Skapula + Spina iliac. ant.

Definition der Adipositas

Sollgewicht nach Broca + 10 %

Idealgewicht + 20 %

BMI Männer > 26,5
       Frauen > 24,5

Summe > 45 mm

Einteilung
Primäre Adipositas

  Adipositas simplex
  Etwa 98 % aller Fälle; in der Schweiz und anderen Industrieländern:
    20–30 % der Männer,
    30–40 % der Frauen

  Morbide Fettsucht (meist > 100 kg)
    Spezialform: Pickwick-Syndrom
    Hypothalamische Fettsucht

Sekundäre Adipositas
Hypothyreose (selten extremes Gewicht)
Cushing-Syndrom (inkl. iatrogen)
Insulinom (mäßiggradige Adipositas)

Seltene Syndrome
Stein-Leventhal-Syndrom

Prader-Labhart-Willi-Syndrom
Laurence-Moon-Biedl-Syndrom

Morgagni-Stewart-Morel-Syndrom

Fröhlich-Syndrom
(Dystrophia adiposogenitalis)

Lokalisierte Fettansammlungen
Einzelne Lipome
Multiple Lipome (z. T. symmetrisch)
Madelung-Fetthals

Weiterführendes

Gewichts- und Ernährungsanamnese
Grundumsatz (große Variationen ohne Hypothyreose)
Körperliche Aktivität
Begleiterkrankungen: Diabetes, Hypertonie, Hyperlipidämie etc.

Verborgene Freßsucht; psycholog. Umfeld
Apnoephasen mit Hyperkapnie, Zyanose
Störung des Sättigungszentrums

TSH, T_3, T_4
Fettverteilung; ACTH, Nüchternkortisol
Hypoglykämien, epileptiforme Anfälle.
Fastentest, Insulinbestimmung

nur Frauen: Testosteron ↑ (Hirsutismus)
             US Ovarien: Zysten
Kinder: Gonadenfunktion, IQ
Kinder: Gonaden, Augenfundus (degeneriert)
         IQ ↓ , Klinik (Polydaktylie)
Frauen: Rö Schädel (Hyperostosis frontalis)
         Androgene ↑ (Hirsutismus)
Knaben: Hypogonadismus
         Hypophysenhinterlappeninsuffizienz

Alkoholabusus

- **Das „dicke Bein"**
- **Meist lokoregionäre Ursachen**

Hauptursachen

+ + + +	Thrombose (akut, subakut, chronisch)
+ + +	Postthrombotisches Syndrom
+	Lymphödem
+	Andere Ursachen

Einteilung

Erworbene vaskuläre Ödeme
Phlebothrombose
Postthrombotisches Syndrom
Varikosis (Klappeninsuffizienz)
Postischämisches Ödem
Posttraumatische arteriovenöse Fistel
Tumorkompression
Phlegmasia coerulea dolens

Erworbene Lymphödeme
Posttraumatisch, postoperativ
Neoplastisch
Nach Bestrahlung
Parasitär

Konstitutionelle familiäre Ödeme
Arteriovenöse Fistel
Klippel-Trénaunay-Syndrom
Familiäres Lymphödem (z. T. beidseitig)
Sporadisches Lymphödem durch Obliteration oder
Ektasie (z. T. beidseitig)
Kongenitale Klappenagenesie

Andere
Baker-Zyste
Erysipel
Kompartmentsyndrom
Kavernöses Hämangiom
Hämangioendotheliom
Sudeck-Syndrom

Weiterführendes
Doppler-Ultraschall, Angiographie

Doppler-US
Doppler-US

Doppler-US, Angiographie
CT
Fußpulse, Doppler-US, Phlebographie

Filariosen

Auskultation, Doppler-US, Angiographie

Lymphographie

Lymphographie

US Kniekehle, Arthrographie
Lc, BSR, Blutkultur

Alter > 50 J., Osteopenie, Hautatrophie

- **Abnorme Flüssigkeitsansammlung im Interstitium**
- **Meist systemische Ursachen**

Hauptursachen

+ + + +	Rechtsherzinsuffizienz
+ + + +	Hypoproteinämie inkl. nephrotisches Syndrom
+ +	Konstitutionell (prämenstruell, orthostatisch, bei Hitze)
+	Krankheiten im abdominellen Bereich
+	Beidseitige Lymphödeme

2

Einteilung

Ödeme bei Allgemeinerkrankungen
Rechtsherzinsuffizienz
Hypoproteinämie
Akute Glomerulonephritis
Nephrotisches Syndrom
Hypothyreose
Hyperaldosteronismus

Konstitutionelle/familiäre Ödeme
Prämenstruell
Orthostatisch
Hitzeödem
Primäres Lymphödem durch Obliteration oder Ektasie (z. T. einseitig)
Familiäres Lymphödem, Nonne-Milroy (z. T. einseitig, Hypoplasie)
Familiäres nichtkongenitales Lymphödem Meige (z. T. einseitig)
Lipödem

Ödeme bei Abdominalprozessen
Thrombose der Vena cava
Unterbauchtumor
Aszites
Filariose
Retroperitoneales Lymphom

Medikamentös induzierte Ödeme
Kalziumantagonisten
Kortikosteroide (Mineralokortikoidwirkung)
Hydralazin
Diuretikaabusus
Laxanzienabusus, Lakritzenabusus (Süßholz)
Alphamethyldopa

Weiterführendes
Albumin, Lymphographie

Lymphographie

US, Cavographie
Gynäkologische Untersuchung

Anamnese

- **Schluckbeschwerden: meist ein ernsthaftes Symptom**
- **Korrekte Diagnose in 80 % durch Anamnese allein**
- **Bei älteren Patienten oft durch Husten bei Nahrungsaufnahme erkennbar**

Hauptursachen

+ Mechanische Dysphagie durch Stenose oder Kompression von außen (Karzinom, benigne Striktur)

(+) Motorische Dysphagie durch neuromuskuläre Erkrankungen (meist Parese der Pharynxmuskulatur)

Einteilung

Mechanische Dysphagie
▶ **Obstruktion: Bolus oder Fremdkörper**
Luminale Stenose
Maligne Tumoren: Ösophaguskarzinom
(Lymphom, Kaposisarkom)
Benigne Tumoren: Leiomyom
Entzündlich-ödematös: Ösophagitis, Pharyngitis, allergische Schwellung, Angina tonsillaris
Benigne Strikturen: peptisch, entzündlich, postoperativ, postaktinisch, nach Verätzung, nach Verbrennung
Schleimhautring:
– Unterer Ösophagus (Schatzki)
– Pharyngeal (Plummer-Vinson)

Kompression von außen
Struma
Zenker-Divertikel
Abszesse, Tumoren, Fibrosen
Aortenaneurysma
Stark vergrößerter linker Vorhof
Osteophyten
Vas aberrans
Pleurale und perikardiale Ursachen

Motorische Dysphagie
Reflux-Ösophagitis (auch Candida???)
Parese der Pharynxmuskulatur, am häufigsten nach zerebrovaskulärem Insult
Achalasie
Sklerodermie
Diffuser Ösophagusspasmus
Poliomyelitis, Myasthenia gravis, multiple Sklerose
Spastisch bei Rabies, Tetanus

Funktionelle Dysphagie: Globus hystericus

Weiterführendes
Ösophagoskopie, Ösophaguspassage

Rö seitliche obere Thoraxapertur, US
Kontrastmittelschluck
CT Hals/Thorax
CT Thorax
Echokardiographie
Rö HWS/BWS
Angiographie

Ösophagusmanometrie
ANA

Ouyang A et al. (1985) In: Berk JE (ed) Bockus Gastroenterology, Vol. 1, ch 5, 4th ed., Saunders • Hafter E (1988) Praktische Gastroenterologie, Thieme • Goyal R (1991) In: Harrison's Principles of Internal Medicine, XII ed., ch 42, 249, McGrawHill.

- **Subjektiv erschwerte Atmung**
- **Anamnese führt in 75% zur korrekten Schlußdiagnose**
- **Nichtorganische Dyspnoe häufiger als organische Dyspnoe**

% Hauptursachen organischer Dyspnoe

Nach Grunderkrankung

%	
33	Linksherzinsuffizienz
33	Asthma bronchiale
10	Chronisch-obstruktive Lungenkrankheit (COLD)
7	Arrhythmien
5	Pneumonie
1	Lungenembolie
	Kombinierte Ursachen

▶ Nach zeitlichem Ablauf

2

Innerhalb von Minuten; plötzlich, dramatisch
Pneumothorax, Lungenembolie, Lungenödem
Innerhalb von Stunden; akut
Pneumonie, Asthma, Linksherzinsuffizienz, Alveolitis
Innerhalb von Tagen; subakut
Pleuraerguß, Bronchialkarzinom, Sarkoidose
Monate bis Jahre; chronisch
COLD, Lungenfibrose, Anämie, Hyperthyreose
Intermittierend
Asthma, Linksherzinsuffizienz

Einteilung

Organische Ursachen

Bronchopulmonale Ursachen
Asthma bronchiale

COLD
Lungenemphysem
Pneumonie, Atelektase
Pleuraerguß, Pneumothorax
Malignom
Interstitielle Pneumopathie
Acute Respiratory Distress Syndrome (ARDS)
Trachealkollaps, -kompression
Fremdkörperaspiration
Zystische Fibrose

Kardiovaskuläre Ursachen
Mitralvitien
Linksherzinsuffizienz
Lungenödem
Myokardischämie
Arrhythmien
Embolie (Thrombo-, Luft-, Fettembolie)
Pulmonal-arterielle Hypertonie (Cor pulmonale)
Rechts-links-Shunt

Andere Ursachen
Adipositas, Bewegungsmangel
Anämie
Hyperventilation
Großer Aszites
Schlaf-Apnoe-Syndrom
Neuromuskuläre Erkrankungen (Guillain-Barré-Syndrom, Myasthenia gravis, Polio)
Kompensation einer Azidose
Nichtkardiale Lungenödeme

▶ Nichtorganische Ursachen
Depression (50%), Angst (25%), Hysterie

Weiterführendes

Rö Thorax, Lungenfunktion
Lungenfunktion (evtl. bronchiale Provokation, Metacholintest)

Sputumbakteriologie
Punktion
Sputumcytologie, CT, Bronchoskopie
Diffusionskapazität

Bronchoskopie
Schweißtest (NaCl $\uparrow$)

v.a. Anstrengungsdyspnoe, Rö Thorax, EKG

Echokardiographie (Ejektionsfraktion)

Ergometrie
24 Std.-EKG
Lungenszintigraphie
Echokardiographie, Rechtsherzkatheter

Echokardiographie

Hb (meist < 10 g/dl)
Blutgasanalyse
Punktion
Arterielle O_2-Sättigung
Vitalkapazität

Blutgasanalyse
Höhenexposition

Funktionell, psychoneurotisch

Schmitt B (1986) J Gen Int Med 21 : 386 • Cook D (1989) Am J Cardiol 63 : 921 • Tobin M (1990) Arch Int Med 150 : 1604.

- **Verlagerung eines Bulbus nach vorn (über 20 mm)**
- **Einseitiger seltener als beidseitiger Exophthalmus**
- **Ursache des einseitigen Exophthalmus meist lokal, selten systemisch**

Hauptursachen (einseitig)

+++	Tumor in Orbita, periorbital, inkrakraniell
++	Orbitalthrombophlebitis
+	Arteriovenöse Malformation des Sinus cavernosus
+	Orbitalphlegmone
(+)	M. Basedow

Einteilung (einseitig)

Tumor
Hämangiom
Meningeom
Sarkom
Dermoidzyste, Sympathikogoniom
Metastasen: Hypernephrom, Bronchus-, Mamma-Ca

Vaskuläre Prozesse
Orbitalthrombophlebitis
Arteriovenöse Malformation des
Sinus cavernosus
Orbitalaneurysma

Blutungen
Retrobulbäres Hämatom

Entzündungen
Orbitalphlegmone

Verschiedenes
M. Basedow
Orbitalemphysem

Weiterführendes
**Schädel-CT, Angiographie,
Schilddrüsenparameter
Histologie**

Angiographie

Pulsationen

Hämophilie, Neuroblastom, Varizen

TSH, T_3, T_4
Posttraumatisch

Hauptursachen (beidseitig)

M. Basedow in > 90%
Myxödem
Hypophysenadenom
Konstitutionell

Einteilung (beidseitig)

Allgemeine Erkrankungen
M. Basedow
Myxödem
Konstitutioneller Exophthalmus
Dysostosis craniofacialis (Crouzon)

Lokoregionäre Erkrankungen
Hypophysenadenom
Sinus-cavernosus-Thrombose
Pseudoexophthalmus

Verschiedenes
Akute exophthalmische Myositis
Endogene okuläre Myopathie
Lymphozytärer Pseudotumor der Orbita

Weiterführendes
**Schilddrüsenparameter, Schädel-CT,
Angiographie**

Schädel-CT, Hormonuntersuchungen
Angiographie
Hochgradige Myopie

Biopsie

- **Fieber > 38 °C, Dauer > 3 Wochen**
- **Nach 1 Woche intensiver Abklärung keine Ursache gefunden**

%	Hauptursachen
22–42	Infektionen
10–26	Neoplasien (ca. 2 % unbekannter Primärtumor)
13–18	Kollagenosen, Vaskulitis
10–20	Verschiedene
10–25	Undiagnostiziert (bei $\frac{3}{4}$ verschwindet Fieber spontan, bei $\frac{1}{4}$ wird Grundkrankheit später manifest)

2

Einteilung

Weiterführendes

▶ **Fiebertyp (s. S. 18), 3mal Blutkulturen (aerob, anaerob), Serologien, BSR, weißes Differentialblutbild, Leberparameter, Rö Thorax, CT, MRI**

Infektionen

Bakteriell

Subakute Endokarditis — Echokardiogramm

Tbc (v. a. Miliar-Tbc bei älteren Patienten oder AIDS) — Tbc-Kulturen

Intraabdominelle Abszesse (Leber, Pankreas, Milz) nach Bauchchirurgie, Kürettage, Intrauterinpessar, subphrenischer Abszeß, Divertikulitis, Morbus Crohn — US, CT, MRI

Abszesse: Zähne, Nasennebenhöhlen, Gehirn, Muskelabszeß nach i. m. Injektion — Rö Zähne und Nasennebenhöhlen, CT, US, Lc, Gallium-Szintigraphie

Biliäre Infekte (Cholangitis) — Bilirubin, Leberenzyme, ERCP

Harnwegsinfekt (perinephrit. Abszeß, Ureterverschluß) — Urinstatus, US

Osteomyelitis — Skelettszintigraphie

Brucellose — Serologie

Gonokokkensepsis, chronische Meningokokkensepsis — Serologie

Viral

HIV, Zytomegalie, Mononukleose, Hepatitis — Serologie

Parasitär

Toxoplasmose, Malaria, Leptospiren — Reiseanamnese, Blutausstrich („dicker Tropfen")

Verschiedenes

Q-Fieber, Chlamydien

Neoplasien

Lymphom (Hodgkin, Non-Hodgkin) — Lymphknotenbiopsie

Leukämie — Knochenmarkuntersuchung

Vorhofmyxom, Hypernephrom, Hepatom, Hirntumor

Unbekannter Primärtumor

Kollagenosen/Vaskulitis

Lupus erythematodes — Anti-DNS, C_3

Polymyalgia rheumatica — BSR ⬆, Anämie, Probatorische Steroidtherapie

M. Still (juvenile chronische Arthritis) — Hautausschlag, Hepatosplenomegalie, Uveitis

Periarteriitis nodosa — Histologie, Hypertonie, Livedo reticularis

Riesenzellarteriitis — Mononeuritis multiplex, BSR ⬆, Kopfschmerz, Visusverlust, Histologie A. temporalis

Verschiedenes

Lungenembolie, Infarktpneumonie — Lungenszintigraphie, EKG

Medikamentös induziert — Medikamentenanamnese

Thyreoiditis, Thyreotoxikose — TSH, T_3, T_4

Granulomatöse Hepatitis — Leberbiopsie, Leberenzyme

Sarkoidose — Rö Thorax, Granulomhistologie

Morbus Whipple — Malabsorption, Jejunalbiopsie, (PAS-positive Zellen)

Familiäres Mittelmeerfieber — Polyserositis (v. a. Peritonitis), sekundäre Amyloidose

Selbstinduziertes Fieber — Überwachte Temperaturmessungen (axillär, rektal)

Esposito AL et al. (1979) Arch Intern Med 139 : 575 • Larson EB et al. (1982) Medicine 61 : 269 • Dinarello CA et al. (1990) In: Mandell GL et al. Prinicples and practice of infectious diseases (3. Aufl), Churchill Livingstone, New York 469.

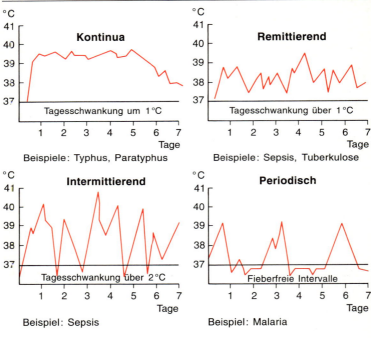

Kontinua

Tagesschwankung um 1 °C

Beispiele: Typhus, Paratyphus

Remittierend

Tagesschwankung über 1 °C

Beispiele: Sepsis, Tuberkulose

Intermittierend

Tagesschwankung über 2 °C

Beispiel: Sepsis

Periodisch

Fieberfreie Intervalle

Beispiel: Malaria

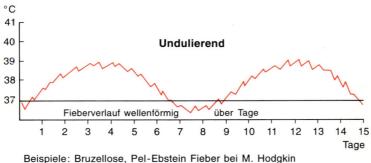

Undulierend

Fieberverlauf wellenförmig über Tage

Beispiele: Bruzellose, Pel-Ebstein Fieber bei M. Hodgkin

GEWICHTSVERLUST

- **Ungewollte Gewichtsabnahme ist ein ernsthaftes Symptom**
- **Rasche Gewichtsabnahme meist durch Wasserverlust bedingt**
- **1 kg Fettgewebe entspricht ca. 7000 kcal**

Hauptursachen

++++	Ungenügende Nahrungsaufnahme
+++	Mangelhafte Resorption
++	Hyperkatabolismus
+	Kombinierte Formen

2

Einteilung

Inappetenz/Erbrechen

Psychische Ursachen
Anorexia nervosa, Bulimie
Drogen-, Alkoholabusus
Depression

Systemische Ursachen
Neoplasma
AIDS
Chronische Infektionen
Urämie
Periarteriitis nodosa
Polymyalgia rheumatica

Gastrointestinale Ursachen
Akute Hepatitis
Chronische Pankreatitis
Entzündliche Darmerkrankungen
Leberzirrhose
Nach Gastrektomie

Kardiovaskuläre Ursachen
Herzinsuffizienz
Angina abdominalis

Endokrine Ursachen
M. Addison
Hypopituitarismus

Medikamentöse Ursachen
Digoxin, Sulfonamide, Zytostatika
Drogenabusus
Thyroxin, Amphetamine

Appetit normal oder gesteigert

Erhöhter Bedarf
Hyperthyreose
Streß

Vermindere Resorption
Malabsorptions-Syndrome

Erhöhte Verluste
Diabetes mellitus
Darmparasiten
Darmfisteln
Hyperemesis gravidarum

Weiterführendes

Serologie
z. B. Tbc
Kreatinin, Harnstoff, Urinausscheidung

BSR ↑

Serologie
Amylase, US Abdomen
Endoskopie
Leberenzyme, Quick

Angiographie

K ↑, Na ↓
Hypophysäre Hormone

Schilddrüsenparameter

Stuhlfette, aPh, Ca^{++}, Quick, Albumin

BZ, HbA_{1c}
Stuhlparasitologie

- Ein- oder beidseitige Vergrößerung der männlichen Brustdrüse
- Findet sich bei 30–60 % aller Männer (je nach Altersklasse und Untersucher)
- Bei der echten Gynäkomastie ist der Drüsenkörper vergrößert, bei der unechten handelt es sich um Fettansammlung

Pathophysiologie:
Es liegt eine Vermehrung des freien Östrogens, eine Verminderung von endogenem freiem Androgen, ein Androgenrezeptordefekt oder eine gesteigerte hormonelle Sensibilität des Drüsengewebes vor.

%	Hauptursachen
25	Pubertät
25	Idiopathisch
10–20	Medikamente
8	Leberzirrhose, Malnutrition
8	Primärer Hypogonadismus
3	Hodentumoren
2	Sekundärer Hypogonadismus
1	Hyperthyreose
1	Niereninsuffizienz

Einteilung

▶ **Physiologische Gynäkomastie**
Bei Neugeborenen, in der Pubertät, Altersgynäkomastie

Gynäkomastie bei Endokrinopathien
– Primäre Anorchie
– Klinefelter-Syndrom
– Zustand nach traumatischer Kastration
– Zustand nach Orchitis
Sekundärer Hypogonadismus
Hodentumoren, v. a. Teratom (auch bei extragonadaler Lokalisation)
Hypophysentumoren: Prolaktinom, eosinophiles Adenom
Testikuläre Feminisierung
Nebennierentumoren: Karzinom, Adenom
Ektope Östrogenbildung bei Bronchialkarzinom, Hepatom

Gynäkomastie bei nichtendokrinen Leiden
Leberzirrhose
Urämie, chronische Dialyse
Hyperthyreose
Hungerzustand, Malnutrition
Lepra

Gynäkomastie durch Medikamente oder Drogen
Hormone
Antiandrogene
Antibiotika
Ulkusmedikamente
Herz-Kreislauf-Mittel

Psychopharmaka

Suchtstoffe
Diverse

Weiterführendes

Weitere Diagnostik unnötig, falls symmetrisch und Palpation unauffällig

LH, Testosteron

LH, Testosteron, Prolaktin
HCG, US Testes, CT Abdomen, Rö Thorax

LH, Prolaktin

Östradiol, US Testes
CT/MRI Nebennieren
Östradiol, Tumorsuche

Laborparameter (gezielt)

s. S. 99

Androgene, Anabolika, HCG, Östrogene
Cyproteron, Flutamid
INH, Ketokonazol, Metronidazol
Cimetidin, Omeprazol, Ranitidin
Amiodaron, Captopril, Digitoxin, Enalapril, Methyldopa, Nifedipin, Reserpin, Verapamil
Diazepam, Haloperidol, Phenothiazine, Trizyklische Antidepressiva
Alkohol, Amphetamin, Heroin, Marihuana
Aldosteronantagonisten, Busulfan, Penicillamin, Phenytoin

Braunstein GD (1993) NEJM 328 : 490–495.

- Im Verhältnis zum Metabolismus gesteigertes Atemminutenvolumen
- Abatmung von CO_2 führt zu respiratorischer Alkalose [$pCO_2 < 30$ mm Hg (< 4 kPa)]

Hauptursachen

++++   Psychogen (= Hyperventilationssyndrom)
(+)   Somatisch
++   Gemischt

2

Einteilung

Psychogen
Angst
Panikstörungen
Streß

Somatisch
Starke Schmerzen (z. B. akuter Myokardinfarkt)
Fieber
Asthma bronchiale, bronchiale Hyperreagibilität
Schock (septisch, hämorrhagisch)
Metabolische Azidose (kompensatorisch)
Hitze- und Höhenexposition (physiologisch)
Lungenembolie
Pneumothorax
Interstitielle Lungenerkrankungen
Coma hepaticum
ZNS-Schädigung (Enzephalitis, Tumor)
Periphere Nervenschädigung (N. vagus)
Intoxikationen (Salizylate, CO, Nitrokörper)
Thyreotoxikose
Hypoparathyreoidismus (Hypokalzämiesyndrom)
Anämie
O_2-Mangel
Sepsis (ohne Schock)
Nach epileptischem Anfall

Weiterführendes

▶ **Oft mit Brustschmerzen kombiniert**
  Hyperventilation selten sichtbar

Lungenfunktionsprüfung

Blutgasanalyse

Lungenszintigraphie
Rö Thorax in Exspiration
Diffusionskapazität
Ammoniak, Quick
Schädel-CT, LP

Brashear RE (1983) Lung 161 : 257 • Bass C et al. (1985) Brit Med J 290 : 1387 • Gardner C et al. (1986) Lancet II : 826 • Tobin MJ (1990) Arch Int Med 150 : 1604.

● **Meist doppelseitig bei Allgemeinkrankheiten**
● **Mehrheitlich einseitig bei lokalen und/oder ophthalmologischen Krankheiten**

Hauptursachen

Systemisch
++++ Nephrotisches Syndrom, Glomerulonephritis
++ Rechtsherzinsuffizienz
++ Quincke-Ödem, anaphylaktische Reaktion
++ Hypoproteinämie

Lokal
++ Lidentzündungen
+ Insektenstich

Einteilung

Systemische Ursachen
▶ Nephrotisches Syndrom
Glomerulonephritis
Rechtsherzinsuffizienz
Quincke-Ödem
Anaphylaktische Reaktion
Myxödem
Bei Höhenkrankheit
Sinus-Cavernosus-Thrombose
Dermatomyositis
Trichinose
Mikulicz-Krankheit

Lokale Ursachen
Hordeolum
Blepharitis, Blenorrhöe
Dakryozystitis
Insektenstich
Sinusitis
Erysipel
Schädelbasisfraktur
Gesichtsphlegmone
Thrombophlebitis der Vena angularis
Orbitalphlegmone

Pseudo-Lidödem: Hautemphysem

Weiterführendes

Proteinurie, Albumin ⬇, Cholesterin ⬆
Urin: glomeruläre Ec; Oligurie, Hypertonie
(Echokardiographie)
Blut: Eosinophilie

TSH, T_3, T_4
> 4000 m über Meeresspiegel
Ophthalmoplegie, Visusverlust
Muskelschwäche, CK ⬆, EMG
Diarrhöe, Muskelschmerzen, Eosinophilie
Parotitis, Uveitis

(Ophthalmologisches Konsil)

- Nagel wächst nach in ca. 3 Monaten beim Jüngeren und 4 Monaten beim Älteren
- Bei rund 25% von über 60jährigen Krankenhauspatienten liefern Nagelveränderungen zusätzliche Informationen
- Klinisch am wichtigsten: Uhrglasnägel und Trommelschlegelfinger

Einteilung
Veränderungen der Nagelform

▶ **Uhrglasnägel/Trommelschlegelfinger**
Große, gewölbte Nägel; oft Vorstufe von oder in Kombination mit Trommelschlegelfingern

    Lungenkarzinom
    Bronchiektasen
    Lungenemphysem
    Kongenitale Herzvitien mit Zyanose
    Colitis ulcerosa, Sprue
    Hepatopathien
    Familiäre Formen
    Idiopathische Formen

Koilonychie (Hohlnägel, Löffelnägel)
Muldenförmige Eindellung der Nagelplatte mit erhöhter Brüchigkeit

    Eisenmangel
    Mangelernährung
    (S-haltige Aminosäuren)
    Diabetes mellitus Spätstadium
    Entwicklungsanomalie
    Raynaud-Syndrom

Veränderungen von Oberfläche, Konsistenz, Farbe

Beau-Reil-Querfurchen
Weiße Querrillen (Zeichen von temporärem vorausgegangenem Wachstumsstillstand)
    akute schwere Erkrankungen
    Herzinfarkt
    Operationen
    Schock
    Bakterielle Endokarditis

Onychogrypose
Krallenartige Deformation im höheren Alter
Onychomykose

Mees-Streifen
Weiße Querstreifen
    Intoxikation: Arsen, Thallium
    Nach Zytostatikatherapie
    Fluorose
    Malaria

Yellow-nail-Syndrom (Skleronychiesyndrom)
Nägel gelblich verfärbt und verdickt, mit verstärkter Rundung: kongenitale Dysplasie/Hypoplasie peripherer Lymphgefäße

Paronychie
Entzündungen von Nagelbett und -falz
    Bakteriell
    Candida
    Lues

Weiterführendes

2

Ähnliche Veränderungen an den Zehen. Klinisch relevant sind Uhrglasnägel/Trommelschlegelfinger, wenn symmetrisch und generalisiert vorhanden

Gleichzeitige Periosthyperostosen an Vorderarm- und/oder Unterschenkelknochen bekannt als „Ostéoarthropathie hypertrophiante pneumique" (Pierre-Marie)
s. Durchfallerkrankungen (s. S. 59)

(seit Kindheit)

vgl. S. 85

vgl. Blutzucker

Blutkulturen, Echokardiogramm

Dermatophyten, Candida, Schimmelpilze

Nachweis in Blut und Urin

Zahnveränderungen
Blutausstrich

Zum Teil kombiniert mit asthmoider Bronchitis, evtl. Pleuraergüsse

- **Subjektiv störender Appetitmangel, zum Teil mit Gewichtsverlust**
- **Magenleiden nicht im Vordergrund; Inappetenz eher Ausdruck einer Allgemeinerkrankung**

Hauptursachen

++++ Psychogen
+++ Endokrin-gastrointestinal
++ Maligne Tumoren
++ Medikamentös-toxisch
+ Infektionen

Einteilung

▶ **Psychogen**
Einfache Verstimmung, Angst, Ekel
Depression (endogen/reaktiv)
Anorexia mentalis

Aerophagie/Hyperventilation

Endokrin-gastrointestinal

Parenchymatöse Lebererkrankungen:
Hepatitis akut/chronisch
Leberzirrhose/Leberkarzinom
Stauungsleber

Magenerkrankungen
Chronische Gastritis, Ulkus
Maligne Tumoren

Darmerkrankungen
Morbus Crohn
Kolitiden

Metabolisch
Niereninsuffizienz, Urämie
Hyperkalzämie
Maligne Tumoren/Metastasen

Infektionen (v. a. schwere Formen)
Grippe
Tuberkulose
Chronische Bronchitis
Endokarditis
Sepsis
AIDS

Medikamentös-toxisch
Besonders häufig bei:
Alkohol-, Nikotinabusus
Digitalis
Bactrim
Acetylsalizylsäure, Theophyllin
Antimykotika
Natriumfluorid
Lithium, chronischer Bleivergiftung

Diverses
Chronische Anämie

Migraine
Chronische Schmerzzustände
Hypothyreose
Morbus Addison
Hypophyseninsuffizienz

Weiterführendes

Allgemeinerkankungen ausschließen

Schlafstörungen (vgl. S. 116)
Überwiegend junge Frauen, z. T. extreme
Gewichtsverluste; kombiniert mit Bulimie
(vgl. S. 100)

Leberenzyme, evtl. Leberbiopsie
Hepatitisserologie
Biopsie; Alpha-Fetoprotein
Rechtsherzinsuffizienz

Endoskopie

Kreatinin; Hypertonie

Okkulte Neoplasien

Tbc-Kulturen

Blutkulturen

EKG-Veränderung; Digoxin-Spiegel

Osteoporosetherapie
Lithium (Serum), Blei (Urin und Serum)

Eisenmangel (vgl. S. 85), Perniziosa
(vgl. S. 128)
Anfallsweise (vgl. Kopfschmerzen S. 5)

T_3, T_4, TSH
Kortisolbestimmung; Hyperkaliämie
TSH, ACTH, Gonadotropine

Clearfield HR et al. (1985) In: Berk JE et al. (eds) Bockus Gastroenterology, ch 4, p 52, Vol. 1, 4th ed., Saunders
• Friedman LS et al. (1991) In: Harrisons Principles of Internal Medicine, XII ed., ch 43, pg 251, McGrawHill

● **Erbrechen ohne Nausea suspekt auf Ösophagusprozeß, psychische Genese inkl. Bulimie**

Hauptursachen

+++   Gastroenteritis
++   Nahrungsmittelintoxikation
++   Medikamente/toxische Substanzen
+   Magen-Darm-Affektionen
+   Metabolisch-endokrin
+   Zerebral

2

Einteilung

Infektionen
▶ Virale Gastroenteritis
Nahrungsmittelintoxikation inkl. Pilze
Hepatitis
Cholezystitis, Pankreatitis
Appendizitis, Peritonitis

Medikamente/toxische Substanzen
Alkohol akut/chronisch
Digitalis
Opiate
Zytostatika
Bactrim, Antibiotika
Mehrfach-Medikation
Kolchizin, Schwermetalle

Intestinale Erkrankungen
Ösophagusprozesse
(Stenose, Divertikel etc.)
Gastritis, Dyspepsie
Ulcus pepticum, Magen-Ca.
Subileus, Ileus
Cholezystopathie

Metabolisch-endokrin
Gravidität
Hyperkalzämie
M. Addison
Thyreotoxikose
Urämie, Praecoma diabeticum
Coma hepaticum
SIADH

Zerebral
Erhöhter Hirndruck
(Hydrozephalus, Tumor)
Meningitis, Meningoenzephalitis
Migräne
Hirnbestrahlung
Insolation

Diverse
Kinetosen
Akuter Myokardinfarkt
Schwere Herzinsuffizienz
Angst, Depression
Anorexia mentalis, Bulimie
Hypertensive Krise
Vertebrobasiläre Syndrome
Akute Höhenkrankheit

Weiterführendes

Oft Durchfall, Bakteriologie
Transaminasen, Virusserologie
US des Abdomens, Amylase

Anamnese, Fötor; γ-GT, MCV

Nachweis im Urin

Ösophagoskopie

Rö-Abdomen (Leeraufnahme)

Nierenparameter, BZ
Ammoniak, Gerinnungsfaktoren
Serum-Na

Schädel-CT

LP
s. Kopfschmerz (s. S. 5)

Clearfield HR et al. (1985) In: Berk JE et al. (eds) Bockus Gastroenterology, ch 4, p 52, Vol. 1, 4th ed., Saunders
• Friedman LS et al. (1991) In: Harrisons Principles of Internal Medicine, XII ed., ch 43, pg 251, McGrawHill

- **Tod innerhalb von 60 Minuten nach Symptombeginn, selten Warnsymptome**
- **Meist Folge einer koronaren Herzkrankheit**
- **Arrhythmischer Tod in 65–75 % durch Kammerflimmern bedingt**

% Hauptursachen

%	
75–80	Koronare Herzkrankheit, davon $\frac{1}{4}$ akuter Herzinfarkt
10–20	Kardiomyopathie (dilatativ, hypertroph), Klappenfehler
5	Verlängerte QT-Zeit
3– 5	Rechtsherzversagen (Lungenembolie, Pneumothorax, Status asthmaticus, Perikardtamponade)
1– 2	Koronarspasmen
1– 2	Andere Ursachen

Einteilung

Weiterführendes

Während der Wiederbelebung: EKG, CK-MB, Elektrolyte, Blutgase, Medikamentenspiegel, Rö Thorax, evtl. Echokardiographie (Elektrophysiologische Abklärung)

Kardial
  Koronararterien
  Koronare Herzkrankheit
  Spasmen
  Arteritis, Embolie, Anomalie

Koronarographie

  Myokard
  Kardiomyopathie jeder Genese
  Myokarditis
  Ventrikelruptur

EKG, Echokardiographie
Endomyokardbiopsie (selten)

Akute Perikardtamponade (s. S. 54)

  Klappenfehler
  Aortenstenose
  Mitralklappenprolaps
  Papillarmuskelruptur

Echokardiographie

Akute Mitralinsuffizienz

  Perikard
  Perikardtamponade

Echokardiographie
(s. S. 54)

Pulmonal
Lungenembolie (Thrombo-, Luft-, Fett-, Amnionembolie)
Spannungspneumothorax
Status asthmaticus

Rö Thorax
Szintigraphie

Asphyxie (Bolusaspiration)
Hypoxie/Hyperkapnie

Dyspnoe, Zyanose, Giemen, Tachykardie, pCO_2 ⬆
Laryngoskopie, (evtl. Heimlich-Manöver)
Blutgasanalyse

Metabolisch/medikamentös
Hyper-, Hypokaliämie, Hyperkalzämie
Proarrhythmien von Antiarrhythmika
Therapie mit β_2-Stimulatoren
Intoxikation

► **Elektrolyte, Medikamentenspiegel im Blut**
Elektrolyte, EKG
v. a. Digitalis, Chinidin
Asthmaanamnese
Trizyklische Antidepressiva, Opiate
(v. a. Kokain)

Thyreotoxikose

Schilddrüsenparameter

Verschiedenes
Schock jeder Genese

Systolischer BD < 90 mm Hg, Diurese < 20 ml/h, periphere Vasokonstriktion

Toggertod
Elektrounfall
Hypothermie
Zerebrale Hämorrhagie
Aortenaneurysma

Kutane Strommarken
Kerntemperatur
Schädel-CT

Hinkle LE et al. (1982) Circulation 65 : 457 • Molfino NA et al. (1991) N Engl J Med 324 : 285 • Brooks R et al. (1991) JAMA 265 : 762 • Myerburg RJ et al. (1992) N Engl J Med 326 : 1451.

- **Meist harmloses, jedoch belästigendes Symptom oft unbekannter Ätiologie**
- **Chron. Pruritus (> 2 Wochen) Grundkrankheit suchen**
- **25 % der Patienten > 80 Jahre leiden an Pruritus**

Hauptursachen des generalisierten Pruritus

+++	Cholestase
++	Pruritus senilis
+(+)	Chronische Niereninsuffizienz
+	Hodgkin-Lymphom, Polycythaemia vera
(+)	Diabetes mellitus, Thyreotoxikose, Schwangerschaft

2

Einteilung

**Ohne primäre Dermatosen
(Pruritus sine materia)**

▶ **Pruritus senilis**

   Medikamente

   Nahrungsmittel

▶ **Cholestase**
Extrahepatische Gallenwegsobstruktion
Intrahepatische Gallenwegsobstruktion
Primär biliäre Zirrhose (Frauen)
Schwangerschaft

**Chronische Niereninsuffizienz
(v. a. Hämodialyse)**

Hämatopoetische Krankheiten
Polycythaemia vera
Hodgkin-Lymphom
Multiples Myelom
Eisenmangelanämie
Leukämie

Infektionen
HIV-Positivität mit/ohne Dermatosen

Tumor
Adenokarzinom, Plattenepithelkarzinom
Karzinoid

Endokrine Krankheiten
Diabetes mellitus
Thyreotoxikose, Hypothyreose

Psychiatrische Krankheiten
Neurosen, Parasitenwahn

Mit diagnostischen Hautläsionen
Parasitosen (v. a. Skabies, Pedikulose)
Urtikaria, Dermatitis herpetiformis,
Pityriasis rosea, atopische Dermatitis
(Ekzem), allergische Exantheme,
Psoriasis, Lichen simplex chronicus
Xerosis
Mastozytose

Weiterführendes

Grundkrankheit suchen

Opiatabusus (v. a. Heroin), Aspirin, Chinidin,
Nikotinsäure, Ovulationshemmer, PUVA,
Phenothiazin, Testosteron

Krustazeen

Bilirubin
US, Tumorsuche
Leberbiopsie
Antimitochondriale AK, Leberbiopsie
v. a. im 3. Trimenon

Kreatinin, Harnstoff, Urinausscheidung

Blutbild, Knochenmarkuntersuchung
Erythrozytose, Erythropoietin,
Splenomegalie, Lymphknotenbiopsie
BSR, Immunelektrophorese
Eisen, Ferritin
Knochenmarkuntersuchung

Histologie
5-Hydroxyindolessigsäure im Urin

BZ, HbA_{1c}
Schilddrüsenparameter

Erregernachweis
Stuhluntersuchung, Eosinophilie, Serologie

Gilchrest BA (1982) Arch Intern Med 142 : 101 • Greaves MW (1993) In: Fitzpatrick TB et al. Dermatology in Gerneral Medicine, 4. Aufl, McGrawHill, New York, chap. 31 : 413 • Beauregard S et al. (1987) Arch Dermatol 123 : 1638.

- Rhythmische Kontraktionen des Zwerchfells
- Häufig ohne eruierbare Ursache, meist innerhalb von Minuten spontan abklingend
- Persistierender Singultus meist organischer Natur

Hauptursachen

Transitorisch

+++	Magenüberdehnung
+	Alkoholkonsum
+	Aufregung

Einteilung

Periphere Nervenreizung
Magenüberdehnung, Meteorismus

Gastritis, Hiatushernie
Gravidität
Postoperativ in Narkose
Kompression des N. phrenicus
– Struma
– Ösophagus-, Bronchial-, Magenkarzinom
– Aortenaneurysma
Entzündungen in Zwerchfellnähe
– Perikarditis
– Bronchitis, Pneumonie, Pleuraempyem
– Leberabszeß, Pankreatitis, Peritonitis

ZNS-Schädigung
Zerebrovaskulärer Insult
Meningitis, Enzephalitis
Traumen
Tumoren, Abszeß
Multiple Sklerose
HIV-Enzephalopathie
Epilepsie

Metabolisch, toxisch
Alkohol
Urämie
Diabetes mellitus
Sepsis

Psychogen

Idiopathisch

Medikamentös

Weiterführendes

Aerophagie, kohlensäurehaltige, kalte Getränke
Gastroskopie

US und CT Abdomen/Thorax

(s. S. 54)

US Abdomen, Amylase, Lipase

Schädel-CT, LP

Liquor-Elektrophorese
HIV-Serologie
EEG

MCV ↑ (s. S. 128), γ-GT ↑
Nierenparameter
Spätsyndromzeichen (Polyneuropathie)
Blutkulturen

Aufregung, Streß, Hysterie

Williamson B (1977) Brit Med J 2 : 501–503 • Fisher M (1989) Dig Dis Sci 34 : 1277–1280 • Lipsky M (1986) Am Fam Phys 34 : 173–177 • Howard RS (1992) Brit Med J 305 : 1237–1238.

- **Transitorischer, Sekunden bis Minuten dauernder Bewußtseinsverlust mit Muskeltonus-verlust**
- **Gute Prognose bei Alter < 30 Jahre, bei unbekannter und bei nichtkardialer Ätiologie**

%	Hauptursachen
47 (13–47)	Unbekannt
28 (28–70)	Nichtkardial
25 (8–39)	Kardial

Einteilung

Unbekannte Ursache	**47 %**
Nichtkardial	**28 %**
Vasovagal	13 %
Orthostase	7 %
Metabolisch	
– Hypoglykämie	
– Hyperventilation	
– Hitze	
Medikamentös-toxisch	3 %
– Alkohol	
– Vasodilatanzien	
– Diuretica/Antihypertensiva	
– Sedativa	
Zerebrale Durchblutungsstörung inkl. TIA, Drop attacks	2 %
Krampfanfälle/Epilepsie	
– Genuin, Grand mal (30 %)	
– Alkoholentzug (20 %)	
– Nach Trauma oder zerebrovaskulärem Insult (15 %)	
Hypovolämie: Dehydratation, Blutung, M. Addison	
Husten-, Lach-, Miktions-, Defäkations-synkope	
Kardial	**25 %**
Kammertachykardie	10 %
Kranker Sinusknoten (Sick-Sinus-Syndrom)	5 %
Bradykardien inkl. AV-Block	4 %
Aortenstenose	2 %
Supraventrikuläre Tachykardien	
Koronare Herzkrankheit (Hypoxie, Ischämie)	
Medikamente (arrhythmogen wirksam)	

Karotissinushypersensitivität, Pacemakerdysfunktion, schwere Herzinsuffizienz, schwere Lungenembolie, hypertrophe (obstruktive) Kardiomyopathie, Myxom, Thrombus im linken Vorhof

Weiterführendes
▶ **Anamnese (!), EKG, 24 Std.-EKG, EEG**

Per exclusionem

Emotionale Situation
Orthostaseprüfung (in ca. 30 % positiv)

US-Doppler

EEG

Halsvenenfüllung, Elektrolyte, Hb

Elektrophysiologische Abklärung

Echokardiographie

Digitalis, Antiarrhythmika

Day S et al. (1982) Am J Med 73 : 15 – 23 • Kapoor W et al. (1983) New Engl J Med 309 : 197 – 204 • Kapoor W (1991) Am J Med 90 : 91 – 106 • Atkins D et al. (1991) Am J Med 91 : 179 – 185.

- Bläuliche Verfärbung von Schleimhäuten und/oder Haut
- Ursache: Vermehrung des reduzierten Hämoglobins ($\geq$ 5 g/dl)
- Abgrenzung zur Pseudozyanose: Pigmentation der Haut selbst

Hauptursachen

+++	Hämoglobinzyanosen (Zyanosen bei normalem Hämoglobin)	
++	Peripher	Sekundär bei starker O_2-Ausschöpfung mit normaler O_2-Sättigung
+	Zentral	Verminderte arterielle O_2-Sättigung durch Rechts-links-Shunt oder respiratorische Insuffizienz
(+)	Hämiglobinzyanosen (Zyanosen bei abnormem Hämoglobin ohne O_2-Transportfähigkeit)	

Einteilung

Hämoglobinzyanosen

Zentrale Ursachen
- Pulmonal (respiratorische Insuffizienz)
  Pneumonie
  Chronisch-obstruktive Lungenerkrankung
  Lungenfibrose, Pneumokoniosen
  Lungenembolie, Lungeninfarkt
  Pneumothorax, Pleuraerguß
  Akutes Asthma bronchiale
  Pulmonale Hypertonie
  Höhenbedingter O_2-Mangel
  Arteriovenöse Lungenfistel
  Pickwick-Syndrom
- Kardial
  Lungenödem
  Rechts-links-Shunt
  (25% des linksventrikulären Output)
- Primäre alveoläre Hypoventilation
- Zentrale oder periphere Atemlähmung

Periphere Ursachen
- Lokale Vasokonstriktion
- Venöse Stase
- Kardial
  Polyglobulie, Kryoglobulinämie

Kombination zentral/peripher

Hämiglobinzyanosen (seltene Ursachen)

Methämoglobinämie
Kongenital
Erworben

Sulfhämoglobinämie
Irreversible, sehr seltene Hb-Oxidation
(Denaturierung)

Weiterführendes

▶ Blutbild, arterielle Blutgasanalyse,
  Rö Thorax, Echokardiographie,
  Lungenfunktion
  Cave: Bei Anämie schlecht erkennbar

Szintigraphie

s. S. 31

Kälte, Raynaud-Phänomen

Low-output-Syndrom (s. S. 39)

Nitrate, Nitrite, Anilinderivate, Phenazetin,
Sulfonamide

Phenazetin, Sulfonamide

Rutishauser W (1988) In: Siegenthaler W (ed) Differentialdiagnose Innerer Krankheiten, Kap 11, 16. Aufl, Thieme • Braunwald E (ed) (1992) Heart Disease, ch 1, 4th ed., Saunders.

- **Hereditär oder durch Embryopathie bedingte Entwicklungsstörung des Herzens oder der herznahen großen Gefäße**
- **Prävalenz: 1 % der Lebendgeborenen, davon 1 % Rötelnembryopathie**
- **in 25 % zusätzlich Mißbildung anderer Organsysteme**

%	Hauptformen	
50	Links-rechts-Shunt ⎫	
25	Herzfehler ohne Shunt ⎬ Azyanotisch 75 %	
25	Rechts-links-Shunt	Zyanotisch 25 %

Einteilung

Links-rechts-Shunt

Ventrikelseptumdefekt (VSD)	30 %
Persistierender Ductus arteriosus	12 %
Vorhofseptumdefekt (Sekundumtyp)	8 %
Endokardkissendefekte (Primumtyp, partieller und totaler AV-Kanal mit Mitralinsuffizienz)	5 %

Herzfehler ohne Shunt

Pulmonalstenose	7 %
Aortenklappenstenose (inkl. bikuspide Klappe)	7 %
Aortenisthmusstenose	7 %

Rechts-links-Shunt

Verminderte Lungenperfusion

Fallot-Tetralogie	8 %
Pulmonal- und Trikuspidalatresie	2 %
Ebstein-Anomalie	1 %

Vermehrte Lungenperfusion

Transposition der großen Gefäße	5 %
Lungenvenenfehlmündung und Truncus arteriosus communis	2 %

Weiterführendes

▶ **EKG, Rö Thorax (Lungendurchblutung), Echokardiographie, Herzkatheter**

Holosystolikum parasternal links
Systolisch-diastolisches Maschinengeräusch
EKG: Rechtstyp; fix gespaltener 2. Herzton (relative Pulmonalstenose)
Wie Sekundumtyp, evtl. Mitralinsuffizienz, im EKG aber überdrehter Linkstyp

Meist valvulär; 2. Herzton fix gespalten; rechtsventrikuläre Hypertrophie
Aortales Systolikum; LV-Hypertrophie

Pulsdifferenz obere/untere Extremität

Ventrikelseptumdefekt, Pulmonalstenose, RV-Hypertrophie und „reitende Aorta"
Zyanose und Herzinsuffizienz
Kleiner RV, Trikuspidalklappenverlagerung

Primäres Überleben dank Verbindung zwischen großem und kleinem Kreislauf
Belastung von rechten Herzabschnitten, zusätzlich Ventrikelseptumdefekt

Mennicken U et al. (1992) Angeborene Herzfehler. In: Siegenthaler W et al. (ed) Lehrbuch der Inneren Medizin, Kap 1, p 99, 3. Aufl, Thieme • Friedmann WF (1992) In: Braunwald E (ed) Heart Disease, ch 31, p 888, 4th ed., Saunders.

AORTENKLAPPENSTENOSE
und AORTENKLAPPENINSUFFIZIENZ

- **Aortale Geräusche am besten hörbar im Sitzen vornübergebeugt**
- **Aortenklappenstenose häufigstes (operiertes) Vitium; Verschlechterung der Prognose bei Auftreten von Herzinsuffizienz, Dyspnoe, Angina pectoris oder Synkopen: Operationsindikation**
- **Diagnostik: Echokardiographie, Rö Thorax, EKG**

Hauptformen

++	Reine Aortenklappenstenose (AS)
+	Aortenklappenstenose und -insuffizienz
(+)	Reine Aortenklappeninsuffizienz (AS)

Ursachen

▶Häufigkeit (operationsbedürftig)

	< 70 Jahre	> 70 Jahre
Aortenklappenstenose		
Bikuspide Klappe	50 %	27 %
Entzündlich (rheumatische Herzkrankheit und Endokarditis)	25 %	23 %
Degenerativ-sklerotisch	18 %	48 %
andere Ursachen	7 %	2 %
Aortenklappeninsuffizienz		
Aortendilatation (weitaus am häufigsten idiopathisch, dann hypertensiv, dann Aortitis)	37 %	
Rheumatische Herzkrankheit	30 %	
Bikuspide Klappe	24 %	
Endokarditis	6 %	
Andere Ursachen	3 %	

Häufigkeit erworbener Vitien in absteigender Folge
Mitralinsuffizienz (MI)
Aortenklappenstenose (AS)
Kombiniertes Mitralvitium
Kombiniertes Aortenklappenvitium
Aortenklappeninsuffizienz (AI)
Mitralstenose (MS)
Trikuspidalinsuffizienz (TI)
Trikuspidalstenose (TS)
Pulmonalklappenvitien

Subramanian R et al. (1984) Mayo Clin Proc 59 : 683–690 • Olson L et al. (1984) Mayo Clin Proc 59 : 835–841 • Passik L et al. (1987) Mayo Clin Proc 62 : 119 • Braunwald E (1992) Heart Disease, ch 34, 4th ed., Saunders

- Geräusch zwischen 1. und 2. Herzton
- Turbulenzbedingt (Ausnahme extra- und perikardiale Geräusche)
- Hochfrequente Geräusche am besten mit der Membran auskultierbar

Hauptursachen

+ + +   Physiologisches Austreibungsgeräusch
+   Mitralklappeninsuffizienz (MI)
(+)   Aortenklappensklerose, -stenose

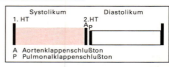

A   Aortenklappenschlußton
P   Pulmonalklappenschlußton

Einteilung

▶ **Mittsystolisch-aortal**

Physiologisches Austreibungsgeräusch

Flußvermehrung
Anämie, Hypoxie
Aortenklappeninsuffizienz
Gravidität
Hyperthyreose
AV-Block 3. Grades

Obstruktiv
Aortenklappensklerose, -fibrose
Aortenklappenstenose
Klappenprothese
Supravalvuläre Aortenstenose
Hypertrophe (obstruktive) Kardio-
myopathie

Dilatation der Aorta ascendens

▶ **Mittsystolisch-pulmonal**
Physiologisches Austreibungsgeräusch
Flußvermehrung: Links-rechts-Shunt
(ASD, VSD)
Obstruktiv
Pulmonalklappenstenose
Pulmonalarterienstenose
Infundibuläre Pulmonalstenose
Pulmonalisdilatation

Holosystolisch
Mitralklappeninsuffizienz
Trikuspidalklappeninsuffizienz
Ventrikelseptumdefekt

Frühsystolisch
Akute schwere Mitralklappeninsuffizienz
Trikuspidalklappeninsuffizienz ohne Druck-
erhöhung im rechten Ventrikel, z. B. bei
Endokarditis
Ventrikelseptumdefekt-Formen

Spätsystolisch
Spätsystolischer Mitralklappenprolaps mit
Mitralklappeninsuffizienz

Perikardial/Extrakardial

Kontinuierliches systolisch-diastolisches Geräusch
Offener Ductus Botalli
Koronare arteriovenöse Fisteln
Aneurysma des Sinus Valsalvae

Weiterführendes
Rö Thorax, Echokardiographie

Spindelförmig, vom 1. und 2. Herzton
abgesetzt, ohne Ausstrahlung

Blutbild

TSH
EKG

Zunahme unter Belastung;
Familienanamnese

Angeborene Herzfehler (s. S. 31)

Meist hochfrequent

Geräusch inspiratorisch lauter

Geräusch variabel

3

Perloff JK (1983) J Am Coll Cardiol 1 : 184 – 198 • Braunwald E (1992) Heart Disease, ch 2, p 33, 4th ed., Saunders.

● **Meist leiser als systolische Geräusche**
● **Aortale Geräusche im Sitzen, mitrale in Linksseitenlage am besten auskultierbar**

Hauptursachen

+   Aortenklappeninsuffizienz
(+) Mitralklappenstenose

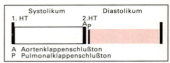

A Aortenklappenschlußton
P Pulmonalklappenschlußton

Einteilung

▶ **Frühdiastolisch**

Aortenklappeninsuffizienz

Valvulär, erworben
Klappenringdilatation durch
–   Aortendilatation (-dissektion)
–   Zystische Medianekrose
–   Aortitis (Lues, M. Bechterew)

Kongenital, bikuspid

**Akut aufgetretene schwere Aorten-
klappeninsuffizienz: dissezierendes
Aortenaneurysma, Endokarditis**

Pulmonalklappeninsuffizienz
Relativ bei Dilatation des rechten Ventrikels
Valvulär bei pulmonal-arterieller Hypertonie
(Graham-Steell-Geräusch)

▶ **Mittdiastolisch**

Mitralklappenstenose

**Relative Mitralklappenstenose durch
Flußvermehrung (MI, VSD, Anämie,
offener Ductus Botalli)**

**Relative Trikuspidalklappenstenose durch
Flußvermehrung (TI, ASD)**

Trikuspidalklappenstenose

Atriale Tumoren, Vorhofmyxom

Spätdiastolisch/präsystolisch
Mitralklappenstenose bei Sinusrhythmus
Austin-Flint-Geräusch

Weiterführendes

Hochfrequentes Decrescendogeräusch

Kürzer andauerndes Geräusch

Vorkommen bei Mitralklappenstenose

Tieffrequent, lauter 1. Herzton

Vorkommen bei Aortenklappeninsuffizienz

Perloff JK (1983) J Am Coll Cardiol 1 : 184 – 198 • Braunwald E (1992) Heart Disease, ch 2, p 33, 4th ed., Saunders.

● **1. Herzton bei Beginn der Systole mit zwei Komponenten: Mitral- (apikal gut hörbar) und Trikuspidalklappenschlußton (am linken unteren Sternalrand hörbar)**

Einteilung	**Weiterführendes**
Laut	EKG, Echokardiographie
Sympathikotonus (physiologisch)	
Hyperthyreose	TSH
Mitralstenose	
Holosystolischer Mitralklappenprolaps	
Kurze PQ-Zeit	
Myxom im linken Vorhof	Operation
Leise	
Lungenemphysem	
Adipositas	
Herzinsuffizienz, Schock	Rö Thorax, BD
Mitralklappeninsuffizienz	
Mitralklappensklerose, -fibrose	
Linksschenkelblock	
Aortenvitien	
Lange PQ-Zeit	
Gespalten	
Eng (soweit hörbar): Physiologisch	
Weit:	
– Rechtsschenkelblock	
– Linksventrikuläre Extrasystolen	
– Pacing mit linksventrikulärer Schrittmacher-elektrode (z. B. epikardial)	Rö Thorax
– Links-rechts-Shunt	
– Trikuspidalstenose, Ebstein-Anomalie	

● **2. Herzton bei Beginn der Diastole mit zwei Komponenten: Aorten- und Pulmonal-klappenschlußton (am besten am oberen rechten und linken Sternalrand hörbar)**

Einteilung	**Weiterführendes**
Laut	
Sympathikotonus ↑ (physiologisch)	
Hypertonie (systemisch und pulmonal)	
Postextrasystolisch	
Sklerose der Aorta ascendens	
Erhöhtes pulmonales Durchflußvolumen	Vorhofseptumdefekte (ASD)
Transposition der großen Arterien	
Leise	
Arterielle Hypotonie, Schock	BD
Linksherzinsuffizienz	
Emphysem, höheres Alter (gilt für Pulmonalton)	Rö Thorax
Aortenklappenstenose	Echokardiographie
Schwere Aortenklappeninsuffizienz	
Keine Spaltung	
Eisenmenger-Komplex	
Akute schwerste Lungenembolie	Ventrikeldruckausgleich bei Shunt
Schwere Pulmonalstenose	

Perloff JK (1983) Am Coll Cardiol 1 : 184 – 198 • Reddy PS et al. (1985) Curr Probl. Cardiol 10(3) : 9 – 68 • Braunwald E (1992) Heart Disease, ch 2, p 30, 4th ed., Saunders.

Einteilung	Weiterführendes
▶ **Physiologische Spaltung, inspiratorisch**	Atemabhängige Impedanzänderungen im pulmonalen Gefäßbett; Spaltung vor allem hörbar im Sitzen/Stehen mit weniger venösem Rückfluß als im Liegen
Permanente Spaltung	Auch exspiratorisch hörbare Spaltung (> 30 ms, aber geringer als inspiratorisch)
Verzögerter Pulmonalklappenschluß	Verzögerte elektrische Aktivierung
Rechtsschenkelblock	
Linksventrikuläre Extrasystolen	EKG
Pacing mit linksventrikulärer Elektrode (z. B. epikardial)	
Akute schwere Lungenembolie	
Pulmonale Hypertonie mit Rechtsherzinsuffizienz	Verlängerung der mechanischen Systole
Schwere Pulmonalstenose	Eckokardiographie
Fix gespalten	In- und exspiratorisch gleich gespalten
Vorhofseptumdefekt	EKG Rechtsschenkelblock, Rö Thorax (Hyperzirkulation), Echokardiographie
Idiopathische Pulmonalisdilatation	Echokardiographie
Leichte Pulmonalklappenstenose	Echokardiographie
Ungeklärt bei Normalpersonen	
Abnorme Lungenvene	
Früher Aortenklappenschluß	
Mitralklappeninsuffizienz	Echokardiographie
Ventrikelseptumdefekt	
Paradox gespalten	
Verzögerter Aortenklappenschluß	Verzögerte Aktivierung des LV
Linksschenkelblock proximal	
Rechtsventrikuläre Extrasystolen	
Pacing mit rechtsventrikulärer Elektrode	
Hypertensive und koronare Herzkrankheit	Prolongierte LV-Systole
Peripherer Linksschenkelblock	
Obstruktion des linksventrikulären Ausflußtrakts	
Aortendilatation bei Aortenvitien	Erniedrigte Impedanz im großen Kreislauf
Offener Ductus Botalli	

Perloff JK (1983) J Am Coll Cardiol 1 : 184–198 • Reddy PS et al. (1985) Curr Probl Cardiol 10(3) : 9–68.

● **3. Herzton: Mittdiastolischer Ton, entsteht bei schneller passiver Ventrikelfüllung**
● **Am besten hörbar apikal in Exspiration und linker Seitenlage oder nach Anstrengung**
● **Bei Mitralinsuffizienz häufig auch ohne LV-Dysfunktion hörbar**

Hauptursachen des 3. Herztones

+++	Physiologisch (Kinder und junge Erwachsene bis 40 Jahre)
(+)	Linksherzinsuffizienz, Anämie

Einteilung

Physiologisch
Alter < 40 Jahre

Hyperkinetische Herzaktion
Nach Anstrengung
Gravidität (letztes Drittel)
Anämie
Hyperthyreose
Hypertrophe Kardiomyopathie
Mitralklappeninsuffizienz
Trikuspidalklappeninsuffizienz
Arteriovenöse Fistel

Zunahme des endsystolischen Volumens
Linksherzinsuffizienz
(bei Aortenvitien selten 3. Herzton)
Rechtsherzinsuffizienz

Pericarditis constrictiva

Weiterführendes

TSH
Echokardiographie

Rö Thorax, Echokardiographie

Ödeme, Halsvenenstauung

Rö Thorax (Verkalkung), Echokardiographie

● **4. Herzton: Enddiastolischer Ton**
● **Entsteht im Ventrikel bei seiner aktiveren diastolischen Füllung (Vorhofkontraktion)**
● **Am besten hörbar mit Glocke in Linksseitenlage**

Hauptursachen des 4. Herztones

++	Linksventrikuläre Hypertrophie bei arterieller Hypertonie oder Aortenstenose
+	Herzinsuffizienz
(+)	Akuter Myokardinfarkt

Einteilung

Linksventrikuläre Hypertrophie
Arterielle Hypertonie
Aortenklappenstenose
Obstruktion des linksventrikulären Ausflußtrakts
Hypertrophe Kardiomyopathie

Rechtsventrikuläre Hypertrophie
Pulmonale Hypertonie
Pulmonalklappenstenose

Koronare Herzkrankheit (KHK)
Alle Formen, Herzinsuffizienz

Hyperkinetisches Herzsyndrom
Anämie
Hyperthyreose
Arteriovenöse Fistel

Akute Klappeninsuffizienz
Papillarmuskelabriß (Herzinfarkt,
Endokarditis)
Trikuspidalklappe

Arrhythmien
AV-Block 3. Grades

Weiterführendes

Echokardiographie

EKG, CK, CK-MB, Ergometrie, Echokardiographie, Rö Thorax

TSH
Fisteldarstellung

Echokardiographie

i. v. Drogenabusus

EKG

Perloff JK (1983) J Am Coll Cardiol 1 : 184 • Reddy PS et al. (1985) Curr Probl Cardiol 10(4) : 9 – 55 • Reddy PS (1985) Int J Cardiol 7 : 213 – 221 • Glower DD et al. (1992) J Am Coll Cardiol 19 : 450 – 457.

- Austreibungstöne (aortal und pulmonal)
- Clicks (mitral und perikardial)
- Öffnungstöne (mitral und trikuspidal)

Einteilung

▶ **Austreibungstöne, frühsystolisch**

Vaskulär (kräftige Ejektion)
Hypertonie (systemisch und pulmonal)
Aortendilatation (z. B. Aneurysma)
Hyperthyreose

Valvulär (stenotisch)
Aortenklappensklerose
Bikuspide Aortenklappe
Aortenklappenstenose
Pulmonalklappenstenose

Clicks, mesosystolisch
Mitralklappenprolaps
Perikarditische Adhäsionen

Öffnungstöne, frühdiastolisch
Mitralstenose (Mitralöffnungston)
Trikuspidalstenose

Weiterführendes
Rö Thorax, Echokardiographie

Perloff JK (1983) J Am Coll Cardiol 1 : 184–198 • Reddy PS (1985) Curr Probl Cardiol 10(4) : 9–55.

- Funktionseinschränkung einer oder beider Herzkammern mit Symptomen
- Unfähigkeit des Herzens, eine genügende Förderleistung zu erbringen
- Anstrengungstoleranz ↓ , Dyspnoe, Schwäche, Ödeme

% Hauptursachen

70	Koronare Herzkrankheit (KHK)
10–20	Hypertensive Herzkrankheit

Einteilung
Myokardinsuffizienz

▶ **Linksventrikuläre Insuffizienz dominierend (Schwäche, Dyspnoe, Lungenödem)**
KHK
– Herzinfarkt
– Myokardischämie
– Ventrikel-Aneurysma
Hypertensive Herzkrankheit
Arrhythmien (v. a. Vorhofflimmern)
Kardiomyopathien (s. S. 47, 48)
Myokarditis (s. S. 51)
Klappenvitien (s. S. 50) inkl. Papillarmuskelabriß
Anämie, Hypoxie
Medikamente
– Negativ inotrop wirksam
– Na-retinierend
High output failure: Thyreotoxikose, Anämie, arteriovenöse Fisteln, M. Paget, Beri-Beri, Hypervolämie
Bakterielle Sepsis inkl. Sepsis lenta

▶ **Rechtsventrikuläre Insuffizienz dominierend (Hepatomegalie, Aszites, Beinödeme)**
Pulmonale Hypertonie
– Primäre Form
– Chronische Pneumopathien
– Zustand nach Pneumektomie
Schwere rezidivierende Lungenembolien
Dekompensierte Pulmonalvitien
Rechtsventrikulärer Herzinfarkt
Sekundär nach linksventrikulärer Insuffizienz

Inadäquate Füllung
Hypovolämie
Füllungsbehinderung durch
– Perikarderguß
– Pericarditis constrictiva
– Myxom
– Kavathrombose
– Pancoast-Syndrom
– Mediastinaltumoren

Weiterführendes
EKG, Rö Thorax, Echokardiographie

Ergometrie, Koronarographie

BD-Messung über 24 h
Langzeit-EKG, Elektrolyte

β-Blocker, Verapamil, Diltiazem
Antiarrhythmika (ausg. Amiodaron)
Nichtsteroidale Antirheumatika
TSH, T_3, T_4;
aPh, Vit. B_1, Flüssigkeitsbilanz, Gewichtskontrolle
Blutkulturen

Lungenszintigraphie

Zentralvenendruck ↓

US-Duplex
CT

3

Kannel WB et al. Am Heart J (1991) 121 : 951. Grossmann W. New Engl J Med (1991) 325 : 1557–1564 • Packer M (1992) Lancet 340 : 88–95 • Bonow RO et al. (1992) Ann Int Med 117 : 502–510 • Braunwald E (1992) Heart Disease, ch 14, 4th ed., Saunders.

- Zu $\frac{2}{3}$: unregelmäßiger Puls
- Zu $\frac{1}{3}$: regelmäßige Tachykardien oder Bradykardien
- Palpitationen: ungewohnte Wahrnehmungen des Herzschlages (individuell sehr verschieden): Herzklopfen, -stolpern, -rasen
- Diagnostik mit: EKG, Langzeit-EKG (24 Std.) und evtl. Ergometrie

%	Hauptursachen
40	Sinusarrhythmie (z. B. physiologisch respiratorisch)
20	Sinustachykardie
15	Extrasystolie (gehäuft)
10	Vorhofflimmern
7	Sinusbradykardie
5	AV-Blockierung
3	Seltene (supraventrikuläre Tachykardie, Kammertachykardie)
1	Vorhofflattern

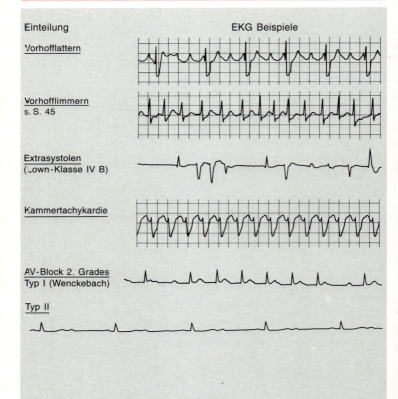

Einteilung — EKG Beispiele

Vorhofflattern

Vorhofflimmern
s. S. 45

Extrasystolen
(Lown-Klasse IV B)

Kammertachykardie

AV-Block 2. Grades
Typ I (Wenckebach)

Typ II

Katz AM (Abb.) (1987) In: Siegenthaler W (ed) Lehrbuch der Inneren Medizin, 11.1, Thieme • Harrison's Principles of Internal Medicine, p 103, 12th ed., McGrawHill (1991) • Zipes DP (1992) In: Braunwald E (ed) Heart Disease, ch 24, p 674, 4th ed., Saunders.

● **Herzfrequenz < 60/min**
● **Weitaus überwiegend: Sinusbradykardie**

Hauptformen

++++ Sinusbradykardie
(+) Atrioventrikuläre Überleitungsstörungen
(+) Sinoatriale Überleitungsstörungen

Einteilung

▶ **Sinusbradykardie**
Physiologisch
Vagotonie, Schlaf, körperliches Training
Kardial
Kranker Sinusknoten (SSS)
KHK: alle Formen, z. B. akuter Myokard-
infarkt

Myokarditis
Herzkatheterisierung
Extrakardial
Vagotonie bei Erbrechen, Abdominal-
schmerzen, Ulkusleiden, Pankreatitis
Vasovagale Synkope

Karotissinusdruck; Bulbusdruck, -chirurgie
Schwere Hypoxie
Intrakranielle Druckerhöhung, Meningitis
Gram-negative Sepsis
Infektiös-toxisch, z. B. bei Typhus
Myxödem
Hypothermie
Hyperkaliämie, Hypokalzämie
Zervikale und mediastinale Tumoren
Medikamentös
Digitalis, β-Blocker, Amiodaron
Kalziumantagonisten (Verapamil, Diltiazem)
Cimetidin

▶ **AV-Überleitungsstörungen**
Kardial-ischämisch
Chronische KHK
Akuter Myokardinfarkt
Medikamentös
Digitalis, β-Blocker, Kalziumantagonisten
(Verapamil, Diltiazem), Amiodaron
Kardial-entzündlich
Myokarditis, Diphtherie
M. Boeck, Lyme-Karditis

Klappenringabszeß bei Endokarditis
Vitien
Aortenstenose, angeborene Herzfehler
Chirurgisch, ablativ bedingt
Klappenersatzoperation
Nach Katheterablation im AV-Knoten-Bereich
Nach Korrekturoperation

▶ **SA-Blockierungen**
Kardial
KHK, hypertensive Herzkrankheit
Kranker Sinusknoten (bei KHK,
idiopathisch, bei Kardiomyopathie)
Myokarditis
Amyloidose
Medikamentös
Digitalis, β-Blocker, Chinidin

Weiterführendes
EKG, Langzeit-EKG

In 90 % Bradykardien vorhanden
Ergometrie
CK, CK-MB; in 15 % Bradykardien
vorhanden, v. a. bei Hinterwandinfarkt
CK, CK-MB; Begleitentzündungen

evtl. Abdomenleeraufnahme, Serumamylase, obere Endoskopie
s. orthostatische Hypotonie (S. 52),
Synkope (S. 29)

Blutgasanalyse
Ophthalmoskopie, Schädel-CT
Blutkulturen
Nachweis von Salmonella typhi
TSH
Kerntemperatur

CT (HNO-Konsil)

50–75 % chronische KHK, 25 % akute KHK

Ergometrie
Meist bei Hinterwandinfarkt

CK, CK-MB; Serologie
Rö Thorax, Anamnese: Erythema
chronicum migrans
Echokardiographie, Blutkulturen

Echokardiographie

In bis zu 10 %, davon 25 % persistierend

Biopsie (z. B. Rektumschleimhaut)

3

Riecker G (1991) Klinische Kardiologie, Kap 8.3, 3. Aufl, Springer • Zipes DP (1992) In: Braunwald E (ed)
Heart Disease, ch 24, 4th ed., Saunders.

- **Vorzeitig einfallende Kammer- oder Vorhoferregung**
- **Häufig und ohne Bedeutung bei Herzgesunden**
- **Häufigster Grund für Palpitationen**

Hauptursachen

Ventrikuläre Extrasystolen (VES)
KHK
Kardiomyopathie
Vitien
Medikamente

Supraventrikuläre Extrasystolen
Emotional/vegetativ
Hyperthyreose
Fieber

Einteilung

▶ **Physiologisch**
Gesunde
Vegetative Labilität, emotionell
Belastungsinduziert (adrenerg)

▶ **Kardial**
KHK (alle Formen) speziell bei reduzierter
Auswurfsfraktion
Fortgeschrittene hypertensive Herzkrankheit
Valvuläre Herzkrankheit, insbesondere
Mitral- und Aortenvitien, schwerer Mitral-
klappenprolaps
Myokarditis, Kardiomyopathien
Bei Herzkatheterisierung
Nach Herzoperationen, -verletzungen
Akute Lungenembolie, Cor pulmonale
Pacemaker-Dysfunktion
Elektrounfall
Abstoßungsreaktion nach Herztransplantation

Extrakardial
Fieber, Infektionen
Hyperthyreose
Abdominell: Hiatushernie, Pankreatitis,
Meteorismus
Hypokaliämie, Hyperkalzämie
Azidose
Muskeldystrophie Typ Duchenne (VES in 30 %)

Medikamente/Genußmittel
Alkohol, Koffein, Nikotin
Digitalis, Halothan, trizyklische Antidepressiva
Sympathikomimetika
Antiarrhythmika (proarrhythmische Wirkung)

Weiterführendes
**EKG, Langzeit-EKG, Rö Thorax, evtl.
Ergometrie, Echokardiographie**

Lungenszintigraphie, Echokardiographie
PM-Funktionskontrolle
Strommarken
Biopsie erwägen

TSH
Abdomenleeraufnahme, Serumamylase
(s. S. 63)

Blutgasanalyse
Familienanamnese, CK ↑

evtl. Plasmakonzentrationsbestimmungen

QT-Dauer im EKG

Riecker G (ed) (1991) Klinische Kardiologie, Kap 8.3, Springer • Braunwald E (ed) (1992) Heart Disease,
ch 24, 4th ed., Saunders.

● **Herzfrequenz > 100 min**
● **Am häufigsten: Sinustachykardie**
● **Kammertachykardie gefährlich; cave negativ inotrope Medikamente**

Hauptformen

++++	Sinustachykardie
+	(Paroxysmale) supraventrikuläre Tachykardie
(+)	Vorhofflattern mit regelmäßiger Überleitung
(+)	Kammertachykardie

Einteilung

▶ **Sinustachykardie**

Physiologisch
Körperliche Anstrengung,
emotionell, vegetative Labilität

Kardial
Herzinsuffizienz, akut und chronisch
Hyperkinetisches Herzsyndrom
Myo-Perikarditis
Cor pulmonale, akut und chronisch
Präexzitation
(WPW-Syndrom: Reentrymechanismus)

Extrakardial
Fieber, Anämie, Hyperthyreose
Orthostase
Hypovolämie, Schock
Azidose, Phäochromozytom

Medikamente/Genußmittel
Koffein, Alkohol, Nikotin; Kokain

β-Sympathikomimetika, Adrenalin, Atropin
Theophyllin

Supraventrikuläre Tachykardien (SVT)

AV-Knoten-Tachykardien

Kammertachykardie (KT)

Kardial
Akuter Myokardinfarkt
Reduzierte LV-Auswurffraktion
(meist KHK)
Akutes und chronisches Cor pulmonale
Herztrauma, -katheterisierung, -operation
Schrittmacherdysfunktion; Starkstrom (Blitzschlag)

Metabolisch/Medikamentös
Hypoxie; Azidose; tiefes K, Mg; hohes Ca
Äthyl (wenig kann ausreichen!), Digitalis
QT-Dauer-Verlängerung
Sympathikomimetika, trizyklische
Antidepressiva

Sonderfall: Kammerflimmern

Weiterführendes
EKG, Langzeit-EKG

Rö Thorax, evtl. Echokardiographie

CK, CK-MB
Lungenszintigraphie, ABGA
kurze PQ-Zeit, evtl. Deltawelle

Temperatur; rotes Blutbild; TSH
Schellong-Test
Halsvenenfüllung, Schockindex
ABGA; Vanillinmandelsäure im Urin

Alkoholkonzentration; (MCV, γ-GT)
Urintoxikologiescreening

Theophyllinkonzentration

**abzugrenzen SVT mit Block,
Antesystolie**

CK, CK-MB; Echokardiographie
Echokardiographie; vorsichtige
Ergometrie

Blutgasanalyse, Elektrolyte
Serumkonzentration
Antiarrhythmika
(Proarrhythmie)

Fehlender Puls

Riecker G (1991) Klinische Kardiologie, Kap 8, 3. Aufl, Springer • Brugada P et al. (1991) Circulation
83:1649–1659 • Zipes DP (1992) In: Braunwald E (ed) Heart disease, ch 24, 4th ed., Saunders • Katz AM
(1992) Physiologie of the Heart, 2nd ed., Raven press NY.

- Zu $\frac{2}{3}$: Unregelmäßiger Puls
- Zu $\frac{1}{3}$: Regelmäßige Tachykardien oder Bradykardien
- Plapitationen: ungewohnte Wahrnehmung des Herzschlages (individuell sehr verschieden): Herzklopfen, -stolpern, -rasen

%	Hauptursachen
40	Sinusarrhythmie
20	Sinustachykardie
15	Extrasystolie (gehäuft)
10	Vorhofflimmern
7	Sinusbradykardie
5	AV-Blockierung
3	Seltene (supraventrikuläre Tachykardie, Kammertachykardie)
1	Vorhofflattern

Einteilung

Sinusarrhythmie

Physiologisch respiratorisch
Variante: wandernder Vorhofschrittmacher
Selten nichtrespiratorisch

Extrasystolie: (s. S. 42)

Vorhofflimmern: (s. S. 45)

Vorhofflattern mit wechselnder Überleitung

AV-Block 2. Grades Typ I (Wenckebach)

Regelmäßige Tachykardien

Regelmäßige Bradykardien

Weiterführendes
EKG, evtl. Langzeit-EKG, Ergometrie

RR-Variabilität $> 10\,\% \ \dfrac{(RR_{max} - RR_{min})^a}{RR_{min}}$

Vegetative Dystonie

Digitalisintoxikation

(s. S. 43)

(s. S. 41)

[a] Entspricht den R-Zacken Abständen

Katz AM (Abb.) (1987) In: Siegenthaler W (ed) Lehrbuch der Inneren Medizin, 11.1, Thieme • Harrison's Principles of Internal Medicine (1991) , p 103, 12th ed., McGrawHill • Zipes DP (1992) In: Braunwald E (ed) Heart Disease, ch 24, p 674, 4th ed., Saunders.

- **Ungeordnete, schnelle Vorhofaktivität mit Frequenz über 350/min**
- **Diagnose im EKG: Flimmerwellen, evtl. kaum sichtbar von isoelektrischer Linie abweichend, und absolute Kammerarrhythmie**
- **Prävalenz: bis 2 % der Gesamtbevölkerung und bis 5 % > 60 Jahre**

%	**Hauptursachen**
70	Nichtvalvuläre Herzkrankheiten (koronare, hypertensive Herzkrankheit)
20	Valvuläre Herzkrankheit
10	Idiopathisch (lone atrial fibrillation) mit guter Prognose
2	Hyperthyreose

Einteilung

Weiterführendes

▶ **EKG, Rö Thorax, Ergometrie, TSH, (Langzeit-EKG, Echokardiographie)**

	Ätiologie (%)	Häufigkeit von Vorhofflimmern bei entsprechender Grundkrankheit (%)
Valvuläre Herzkrankheit		
Rheumatische Herzkrankheit	20	40–75
Nichtvalvuläre Herzkrankheit		
Koronare Herzkrankheit	50–60	1–2
Hypertensive Herzkrankheit	40–60	5–10
Kranker Sinusknoten (SSS) und Präexzitation	< 5	< 5
Transient nach aortokoronarer Bypassoperation	< 5	30
Perikarditis (Pericarditis constrictiva)	< 1	5 (Pericarditis constrictiva 35)
Alkoholbedingt (holiday heart syndrome)	< 1	
Dilatative Kardiomyopathie	< 1	20
Hypertrophe Kardiomyopathie	< 1	
Extrakardial		
Hyperthyreose	2	10–20
Lungenembolie	< 1	

Wipf JE et al. (1990) Arch Int Med 150:1598–1603 • Albers G (moderator) (1991): Ann Int Med 115:727–736
• Cairns JA et al. (1991) Circulation 84:469–481 • Pritchett ELC (1992) New Engl J Med 326:1264–1271.

- **WHO-Definition Hypertonie: $> 160/> 95$ mm Hg; grenzwertig $\geqq 140/> 90$**
- **Kardiovaskulärer Hauptrisikofaktor (Prävalenz 15–25%)**
- **in 80% milde Hypertonien (diastolisch 90–105 mm Hg)**
- **Höchste Werte frühmorgens; in gut 20% „white coat hypertension" (Praxishypertonie)**

%	Hauptursachen
92	Primäre (essentielle) Hypertonie
8	Sekundäre Hypertonie

Einteilung

Weiterführendes

▶ **Mehrmalige BD-Messung, Langzeitselbstmessung, ambulante Langzeitmessung, EKG, Rö Thorax, Kalium, Kreatinin, Urinstatus, US: Abdomen (Nierengröße); Nierengefäße (Duplex-Doppler)**

Primäre (essentielle) Hypertonie   Familienanamnese

Sekundäre Hypertonie

Renalparenchymatös (5%)
Glomerulonephritiden
Zystennieren
Diabetische Nephropathie
Chronische interstitielle Nephritis
Pyelonephritis
Chronische Hydronephrose
Nierenbeteiligung bei Systemerkrankungen

Renovaskulär/vaskulär (1%)   Duplex-Doppler-Untersuchung
Stenose der A. renalis
Stenose der Aorta abdominalis
Aneurysma
Aortenisthmusstenose

Endokrin (1%)   Kalium (Serum; evtl. Urin), Aldosteron
Primärer Hyperaldosteronismus   Freies Kortisol (Urin), Dexamethasonhemmtest
Cushing-Syndrom   Vanillinmandelsäure im Urin (im Anfall)
Phäochromozytom   Transitorisch, Eklampsie
Schwangerschaftshypertonie
Adipositas
Akromegalie, Myxödem
Hyperthyreose

Medikamentös-toxisch (1%)
Kontrazeptiva
Kortikosteroide
Antirheumatika (Na-Retention)
Sympathikomimetika, Amphetamin
Erythropoietin
Pentazocin, Suxamethoniumchlorid
Alkohol
Clonidin, Lakritze

Verschiedenes
Panarteriitis nodosa

Sinclair AM (1987) Arch Int Med 147 : 1289 • Joint national committee on detection, evaluation and treatment of high blood pressure (1993) Arch Int Med 153 : 154–183 • Kaplan NM (1992) In: Braunwald E (ed) Heart Disease, ch 28, p 817, 4th ed., Saunders • Setaro JF et al. (1992) New Engl J Med 327 : 543–547.

- **Myokarderkrankung unbekannter Ätiologie (WHO)**
- **Synonyme: primäre oder idiopathische Kardiomyopathie**
- **Prävalenz 58/100 000; primäre Form 80 %, sekundäre Form 20 %**

%   Hauptformen
%	
67	Dilatativ (kongestiv)
30	Hypertroph, hypertroph-obstruktiv
3	Restriktiv, nicht klassifizierbar

Einteilung

Weiterführendes

EKG, Rö Thorax, Echokardiographie; Suche nach Grundkrankheit, auslösender Ursache (siehe sekundäre Kardiomyopathien); Herzkatheterisierung

▶ Dilatativ

Herzinsuffizienzzeichen mit Kardiomegalie in 80 %
Positive Familienanamnese in 20 %
Hauptsächlich systolische Dysfunktion mit erniedrigter Auswurffraktion

Hypertroph, hypertroph-obstruktiv

LV-Hypertrophie, Angina pectoris,
Systolikum (wird lauter durch Valsalva-Manöver),
Positive Familienanamnese in 50 %
Hauptsächlich diastolische Dysfunktion mit Füllungsbehinderung und Obstruktion

Restriktiv

Hauptsächlich diastolische Dysfunktion (ohne Obstruktion), häufig Dyspnoe

Einzelne Fälle
auch durch De-novo-Myosinmutationen und Punktmutationen der mitochondrialen DNS bedingt.

Maron BJ (1984) Am J Cardiol 53 : 1087–1094 • Bagger JP et al. (1984) Br Med J 52 : 327–331 • Codd MB et al. (1989) Circulation 80 : 564–572 • Sugrue DD et al. (1992) Ann Int Med 117 : 117–123 • Michels VV et al. (1992) New Engl J Med 326 : 77–82 • Watkins H et al. (1992) J Clin Invest 90 : 1666 • Obayashi T et al. (1992) Am Heart J 124 : 1263.

- **Spezifische Myokarderkrankung mit bekannter Ätiologie**
- **Ausgeschlossen sind: Koronare, ischämische, hypertensive, valvuläre Herzkrankheiten, Perikarderkrankungen und Mißbildungen**

Hauptursachen
+ Alkoholbedingte Kardiomyopathie
(+) Kardiomyopathie nach Myokarditis (meist viral, HIV)

Einteilung

Toxisch
Alkohol
Zytostatika (Adriamycin, Bleomycin)
Kokain, Kobalt, Blei, Katecholamine

Infektiös
Viral, nach Myokarditis, (s. S. 51)
HIV (Herzbefall in 25–50 % bei AIDS)
Tuberkulös, bakteriell, mykotisch
Trypanosomiasis (Chagas-Krankheit)

Metabolisch
Vitamin B_1-Mangel (Thiamin), Niazin-mangel (Pellagra)
Carnitin-, Selenmangel
Adipositas, Urämie, Gicht

Endokrin
Phäochromozytom
Thyreotoxikose, Hypothyreose, M. Cushing, Akromegalie

Physikalisch
Postaktinisch, Hitze, Hyperpyrexie, Hypothermie

Neuromuskulär
Muskeldystrophie (Typ Duchenne)
Myotonia dystrophica

Systemkrankheiten
Systemischer Lupus erythematodes
Rheumatisches Fieber

Kawasaki-Syndrom

Hypersensitivität
Transplantatabstoßung
Riesenzellarteriitis
Medikamente

Postpartal

Infiltrativ-restriktiv
Amyloidose
Hämochromatose
Sarkoidose
Endomyokardfibrosen

Weiterführendes
▶ **EKG, Rö Thorax, Echokardiographie, Suche nach Myokarditis (s. S. 51), Herzkatheterisierung**

MCV, γ-GT, häufig mit Vitamin B_1-Mangel

HIV-Serologie

In Südamerika sehr häufig

Malabsorption, Malnutrition; Serum-konzentrationsbestimmungen

Serumkreatinin; Harnsäure, Tophi

Vanillinmandelsäure im Urin (im Anfall)
Hormonbestimmung

EMG, Muskelbiopsie

ANA
Antistreptolysintiter, Gelenkbefall, Urin-status
Mukokutane Lymphknotenschwellung

Myokardbiopsie
Biopsie
Antibiotika, Methyldopa

Biopsie, z. B. Rektumschleimhaut
Ferritin, BZ
Rö Thorax, CT, evtl. transbronchiale Biopsie

Child JS et al. (1988) Cardiol Clin 6–2:289–316 • Wynne J et al. (1992) In: Braunwald E (ed) Heart Disease, ch 43, p 1395, 4th ed., Saunders.

- Komplikationen (Endokarditis, Embolien) bei verdickten Klappen oder bei Mitralinsuffizienz
- Mitt- oder spätsystolischer Klick ohne oder mit Mitralinsuffizienzgeräusch

%   Hauptformen

%	
80	MKP **ohne** Klappenverdickung
20	MKP **mit** Klappenverdickung (> 5 mm), in 90 % mit Mitralinsuffizienz

Einteilung

▶ **Idiopathisch**
Bindegewebserkrankung mit hereditärer
Komponente
– Marfan-Syndrom
– Ehlers-Danlos-Syndrom
Muskeldystrophien

Erworbene Kollagenkrankheiten
Systemischer Lupus erythematodes
Periarteriitis nodosa
Rheumatische Endokarditis

Andere assoziierte Erkrankungen
Papillarmuskeldysfunktion (ischämisch,
traumatisch, postoperativ, Myokarditis,
evtl. degenerativ)
Thoraxskelettdeformitäten
ASD Typ II, Hypertroph-obstruktive Kardiomyopathie,
WPW-Syndrom

Weiterführendes

Echokardiographie (Diagnose im para-
sternalen Längsschnitt)

Habitus, Aortendilatation, Hand-Rö
Cutis hyperelastica, überdehnbare Gelenke
CK, EMG

3

McKinsey DS et al. (1987) Am J Med 82 : 681–688 • Marks AR et al. (1989) New Engl J Med 320 : 1031–1036 •
Fontana ME et al. (1991) Curr Probl Cardiol 16 : 311–375 • Braunwald E (1992) Heart Disease, ch 34, p 1029,
4th ed., Saunders.

- Auskultation in linker Seitenlage apikal
- Vergrößerung des linken Vorhofs; häufig Dyspnoe, Vorhofflimmern
- Meist relative Mitralinsuffizienz bei Ventrikel- und Klappendilatation

% Hauptformen

%	Hauptformen
38	Reine Mitralinsuffizienz
38	Kombinierte Mitralstenose und -insuffizienz
24	Reine Mitralstenose

Einteilung
Operationsbedürftig

Mitralinsuffizienz

Schäden am Aufhängeapparat (floppy valve)	40 %
Entzündlich-rheumatisch	35 %
Ischämisch (nach Hinterwandinfarkt)	12 %
Endokarditis	3 %
Andere Ursachen	10 %

Mitralstenose

Entzündlich-rheumatisch	99 %
Kongenital	1 %

Häufigkeit erworbener Vitien in absteigender Folge
Mitralinsuffizienz
Aortenklappenstenose
Kombiniertes Mitralvitium
Kombiniertes Aortenvitium
Aortenklappeninsuffizienz
Mitralstenose
Trikuspidalinsuffizienz
Trikuspidalstenose
Pulmonalklappenvitien

Weiterführendes
Rö Thorax, Doppler-Echo-kardiographie

EKG, CK, CK-MB
Blutkulturen

Ruckman RN et al. (1978) Am J Cardiol 42:592–601 • Olson L et al. (1987) Mayo Clin Proc 62:22–34 • Braunwald E (1992) Heart Disease, ch 34, p 1007, 4th ed., Saunders.

- Bei praktisch allen infektiösen Erregern möglich
- Weites Spektrum von asymptomatischer Begleitmyokarditis bis zu schwerer Herzinsuffizienz und schweren Arrhythmien mit dilatativer Kardiomyopathie
- In 90 % komplette Erholung

Hauptursachen

++   Viren (v. a. Coxsackie B, Echoviren und HIV)
        In Südamerika: Trypanosoma cruzi

Einteilung

Infektiös

Viren
– Enteroviren (v. a. Coxsackie B und A)
– Echoviren
– HIV
– Adenoviren, Influenza-, Varizella-, Mumps-, Hepatitis-, Epstein-Barr-, Zytomegalie-, Herpes simplex-Viren

Rickettsien
Q-Fieber, Rocky Mountain spotted fever

Bakteriell
Tuberkulose (v. a. miliare Form), Brucellose, Salmonellose, Haemophilus, Streptokokken

Spirochäten
Lues, Lyme-Krankheit

Pilze
Aspergillose, Kandidiasis

Protozoen/Metazoen
Trypanosomiasis (Chagas-Krankheit)
Toxoplasmose
Malaria
Echinokokkose

Nichtinfektiös: s. unter sekundäre Kardiomyopathie (s. S. 48)

Riesenzell-Myokarditis

Weiterführendes
EKG, CK, CK-MB

Erregernachweis

Serologie, Virusnachweis

Serologie

Erregernachweis, Serologie

Serologie

v. a. immunsupprimierte Patienten

Serologie (Machado-Guerreiro)
Serologie
Blutausstrich
Serologie

3

Savoia M et al. (1990) In: Mandell GL et al. (eds) Infectious Diseases, Vol. I, ch 64, 3d ed., Churchill Livingstone • Peters NS et al. (1991) Am Heart J 121 : 942–947 • Liebermann EB et al. (1991) J Am Coll Cardiol 18 : 1617–1626 • Wynne J et al. (1992) In: Braunwald E (ed) Heart Disease, ch 43, p 1425, 4th ed., Saunders.

- **BD-Abfall nach Aufstehen systolisch > 20, diastolisch > 10 mm Hg mit Symptomen**
- **Zunahme im Alter, 20 % der ambulanten Patienten > 65 Jahre**
- **Nicht selten kombiniert mit arterieller Hypertonie**

Hauptursachen

+ + + +	Funktionelles Orthostasesyndrom
+ +	Immobilisation, Rekonvaleszenz, Gravidität, Infekte
+ +	Medikamente (etwa 20 %)
+	Volumenreduktion
(+)	Insuffizienz des autonomen Nervensystems

Einteilung

Funktionelles Orthostasesyndrom
Chronisch: neurovegetative Dystonie
Passager
– Immobilisation
– Rekonvaleszenz
– Während und nach Infekten
– Gravidität

Medikamentös-toxisch
Antihypertensiva (v. a. Sympathikolytika)
Nitrate
Diuretika
Sedativa, Phenothiazine
Trizyklische Antidepressiva
Alkohol, Kannabis, Opiate
Histamin, Bradykinin

Volumenmangel
Flüssigkeitsverlust, Anämie, Na-Mangel
Ungenügende Flüssigkeitszufuhr
Postprandial
Überdialysierung

Kardiovaskulär
Schwere Formen von
– Herzinsuffizienz, Myokardischämie
– Überanstrengung
– Hitzestau
– Mitralklappenprolaps
– Aortenstenose
– Arteriovenöse Fistel

Vasovagal

Endokrin
M. Addison
Hypoaldosteronismus
Phäochromozytom
Renale Hypertonie

Weiterführendes
(s. auch Ursachen für Synkopen, S. 29)

Pulsanstieg

Pulsanstieg, wenn nicht kombiniert mit
Insuffizienz des autonomen Nervensystems

Vasodilatation, allergische Reaktionen

Pulsanstieg, (wenn keine bradykardisieren-
den Medikamente und keine Insuffizienz
des autonomen Nervensystems)

Pulsabfall

Kortisol; Synacthentest
Kalium, Natrium ↓
Vanillinmandelsäure (Urin) ↑
Doppler-US

Einteilung

Neurogen-autonom
Idiopathisch (Bradbury-Egglestone-Syndrom)
Diabetes mellitus (Polyneuropathie)
Andere Polyneuropathien
Vitaminmangel (Thiamin)
Multiple zerebrale Infarkte
Hirnstammläsionen
Parkinsonismus
Barorezeptordysfunktion
Zervikale Myelopathie
Amyloidose
Porphyrie
Shy-Drager-Syndrom (zentral)
Dopamin-β-Hydroxylase-Mangel
Monoaminooxydasemangel
Familiäre Dysautonomie Riley-Day

Siehe auch Ursachen für Synkopen
(s. S. 29)

Weiterführendes

Keine Tachykardie; reduzierte Sympathikus-
aktivität
BZ, HbA$_{1c}$

Alkoholanamnese
Schädel-CT
Schädel-CT

Biopsie

Dopamin erhöht, Noradrenalin tief im Serum

3

Weidmann P (1984) Schweiz Med Wschr 114 : 246–260 • Lipsitz LA (1989) NEJM 321 : 952–957 • Robertson D et al. (1992) Am J Hypertens 5 : 200–205.

PERIKARDITIS

- **Brustschmerz, Perikardreiben, selten Perikardtamponade**
- **EKG-Veränderungen (ST-T, Niedervoltage)**
- **Ev. Echokardiogramm**

Hauptursachen	Weiterführendes
+++ Idiopathische (virale) Perikarditis	Serologie: Coxsackie, Echoviren, Influenza, Mykoplasmen
++ Metastasierender Tumor	Ergußzytologie, CT
Lunge, Mamma, Lymphom, Leukämie	
+ Urämie	Kreatinin, Harnstoff, Urinproduktion
+ Akute bakterielle Infektion	Erregernachweis
+ Herzinfarkt und Antikoagulation	EKG, CK, CK-MB, Gerinnungsparameter
(+) Postperikardiotomie	Nach Operation
Myokardperforation	Invasive Diagnostik
Disseziierendes Aortenaneurysma	CT, Aortographie
Tuberkulose	Erregernachweis, Kultur
Dressler-Syndrom	10–60 Tage nach Infarkt (mit Fieber), Postkardiotomie
Kollagenosen	Rheumaserologie, antinukleäre Faktoren
Bestrahlung	
Myxödem	Schilddrüsenparameter
Medikamente	Procainamid, Diphenylhydantoin, Hydralazin, INH

Fowler NO (1985) The pericardium in health and disease. Mt. Kisco, NY, Futura Publishing – Permanyer-Miralda G et al. (1985) Am J Cardiol 56:623 – Hancock EW (1990) Cardiac Clinics 8:673 – Spodick DH (1990) Cardiac Clinics 8:709.

PERIKARDTAMPONADE

- **Arterieller Blutdruck ⬇, venöser Blutdruck ⬆**
- **Arterieller Pulsus paradoxus (systolischer BD-Abfall >10 mm Hg während der Inspiration)**
- **Herzminutenvolumen ⬇, Tachypnoe, Tachykardie, leise Herztöne**
- **Echokardiogramm: Ergußnachweis**

%	Hauptursachen	Weiterführendes
30–60	Metastasierender Tumor	Ergußzytologie, CT
	Lunge, Mamma, Lymphom, Leukämie	
15	Idiopathische (virale) Perikarditis	vgl. Perikarditis (Serologie)
10–15	Urämie	Kreatinin, Harnstoff, Urinproduktion
10	Nach Herzinfarkt und Anti-koagulation	EKG, CK, CK-MB, Gerinnungsparameter
6–12	Infektion (Bakterien, Tbc)	Erregernachweis, Kultur
7–10	Myokardperforation	Invasive Diagnostik
2–6	Antikoagulation	Quick, Thrombinzeit, Tc
4	Bestrahlung	
4	Disseziierendes Aortenaneurysma	CT, Aortographie
4	Myxödem	Schilddrüsenparameter
2	Postperikardiotomie	
2	Lupus erythematodes	Anti-DNA-AK, C_3 ↓

Gubermann BA et al. (1981) Circulation 64:633 • Levina MJ et al. (1991) J Am Coll Cardiol 17:59.

- Episodische reversible Weißverfärbung der Finger mit Hypästhesie (meist kälteinduziert)
- Weiß (arteriolärer Vasospasmus) – blau (venöse Desoxygenation) – rot (schmerzhafte reaktive Hyperämie)
- Häufigkeit in der Bevölkerung: 3–11 % Männer, 5–19 % Frauen v. a. junge Frauen (< 20 Jahre)

Hauptformen

++   Primäres Raynaud-Phänomen
+   Sekundäres Raynaud-Phänomen

Einteilung

▶ **Primäres Raynaud-Phänomen**
Adrenerge Hyperaktivität, Störung der adrenergen Rezeptorfunktion

Sekundäres Raynaud-Phänomen

Systemische rheumatische Affektionen (Kollagenosen)
Sklerodermie
Systemischer Lupus erythematodes
Chronische Polyarthritis
Polymyositis, Dermatomyositis
Sjögren-Syndrom, andere Vaskulitiden

Vibrationstrauma

Medikamente

Arterielle Verschlüsse
Arterielle Embolien
Thrombangiitis obliterans

Handverletzungen (Algodystrophie)

Neurogen (Entrapment-Syndrom s. S. 106)
Karpaltunnelsyndrom, Polyneuropathie
Thoracic-outlet-Syndrom

Infektiös
Endokarditis, Lyme-Krankheit,
Mononukleose

Hämatogen
Maligne Lymphome, Kälteagglutininkrankheit, Thrombozytose, Polycythaemia vera,
Paraproteinämie
Kryoglobulinämie, Kryofibrinogenämie

Verschiedenes
Nach zerebrovaskulärem Insult
Hypernephrom
Hypothyreose
primär pulmonaler Hypertonie
Angiokeratoma corporis diffusum (Fabry-Syndrom)

Weiterführendes

Nagelfalzkapillarmikroskopie

ANA, Rheumafaktoren; Gelenkschmerzen (s. S. 4), Vaskulitis (s. S. 94)

Preßluftbohrer, Kettensäge, Klavierspielen
Hypothenar-Hammer-Syndrom

β-Blocker, Ergotamin, Vinblastin, Bleomycin,
Bromocriptin, Cyclosporin A, Vinylchlorid

Duplex-US, Arteriographie

EMG

Blutkulturen, Serologie

Kälteagglutinin-Titer
Immunelektrophorese

Kyroglobuline

Kappert A (1987) Angiologie, p 211, Huber • Klippel JH (1991) Raynaud's Phaenomenon, Arch Int Med 151 : 2389 • Maricq HR (1992) Vasc Med Rev 3 : 3–20.

● **Seltener als Aorten- und Mitralvitien, oft mit Mitralvitien kombiniert**
● **Trikuspidalendokarditis oft bei i. v. Drogenkonsum**

% Häufigkeit

%	
74	Reine Trikuspidalinsuffizienz
23	Kombinierte Trikuspidalinsuffizienz und -stenose
2	Reine Trikuspidalstenose

Einteilung
Operationsbedürftig

Trikuspidalinsuffizienz

Kongenital	50 %
(davon Ebstein-Anomalie 50 %)	
Entzündlich-rheumatisch	25 %
Pulmonale Hypertonie	10 %
Endokarditis	10 %
Schwere Rechtsherzinsuffizienz	

Trikuspidalstenose

Entzündlich-rheumatisch	90 %
Karzinoidsyndrom	

Pulmonalklappeninsuffizienz
Klappendilatation bei pulmonaler
Hypertonie oder idiopathisch
Endokarditis

Pulmonalklappenstenose
Kongenital

Weiterführendes

▶ **Echokardiographie, Rechtsherzkatheter,
Blutkulturen**

Hauck AJ et al. (1988) Mayo Clin Proc 63 : 851 – 863 • Braunwald E (1992) Heart Disease, ch 34, 4th ed.,
Saunders.

- **Blutauswurf aus den Luftwegen**
- **Mortalität korreliert mit der Menge des Blutverlusts**
- **Cave: Verwechslung mit extrapulmonalen Ursachen (Hämatemesis)**
- **Rö Thorax nur in 5–15 % mit pathologischen Befunden**

% Hauptursachen

%	
25–40	Chronische Bronchitis, andere Entzündungen (z. B. Tuberkulose)
20–30	Bronchiektasen
15–20	Bronchialkarzinom
10	Vaskulär, Trauma, Verschiedenes
5–10	Undiagnostiziert

Einteilung

Infektiös
Bronchiektasen
Bronchitis (v. a. chronisch)
Tuberkulose
Pneumonie (v. a. Klebsiellen)
Lungenabszeß
Aspergillom

Tumor
Karzinom (Plattenepithel-, kleinzelliges,
Adenokarzinom)
Bronchialadenom

Vaskulär
Lungeninfarkt (nach Lungenembolie)
Lungenödem
Mitralstenose
Aortenaneurysma
Intrapulmonale arteriovenöse Fistel
Vaskulitis (Wegener-Granulomatose,
Goodpasture-Syndrom)

Trauma

Verschiedenes
Blutung aus Mundhöhle, Zahnfleisch, Naso-
pharynx, Larynx
Hämorrhagische Diathese (inkl.
Antikoagulanzienblutung)
Lungenhämosiderose, Lungenendometriose
Endobronchiale Fremdkörper
Waben-Zystenlunge

Weiterführendes

▶ **Rö Thorax, Bronchoskopie, CT, Sputum:**
Tbc, Zytologie; Blutbild, Quick, Tc

Sputumbakteriologie
CT, Bronchoskopie

Sputum Tbc

CT

Zytologie, Bronchoskopie

Lungenszintigraphie
EKG, CK, CK-MB
Echokardiographie
CT, Aortographie
Angiographie
(s. S. 94)

Rö Thorax

Gerinnungsparameter

Eisenparameter, Histologie

4

Weaver LJ (1979) Chest 76 : 7 • Adelman M (1985) Ann Int Med 102 : 829 • Johnston H (1989) Arch Intern Med 149 : 1666.

- Chronischer Husten (> 3 Wochen) ist abklärungsbedürftig
- Diagnosestellung in 80 % allein anamnestisch möglich
- Raucherhusten sehr häufig, aber selten Konsultationsgrund

%   Hauptursachen

%	
40	Syndrôme descendant (postnasal drip syndrome) und postinfektiös
25	Asthma bronchiale und bronchiale Hyperreagibilität
5–20	Gastroösophagealer Reflux
5–10	Chronische Bronchitis (Nikotin, Umwelteinflüsse)
4	Bronchiektasen
1–10	Verschiedenes, psychogen, undiagnostiziert

Einteilung

Syndrôme descendant
Sinusitis
Ständige nicht-allergische Rhinitis
Allergische Rhinitis
Postinfektiös
Vasomotorische Rhinopathie

Broncho-alveolär
Chronische Bronchitis
Pneumonie
Asthma bronchiale, bronchiale Hyper-
reagibilität
Bronchiektasen
Bronchialkarzinom
Fremdkörper
Tuberkulose

Gastroösophagealer Reflux
Ösophagotracheale Fistel

Pleural
Pleuritis sicca
Pleuramesotheliom
Pleurale Metastasen

Verschiedenes
Linksherzinsuffizienz
Schluckparese
Medikamente
Rezidivierende Lungenembolie
M. Boeck
Zenker-Divertikel
Neurotischer Husten

Weiterführendes

Rö Thorax, Lungenfunktionsprüfung mit bronchialer Provokation, Bronchoskopie, HNO-Untersuchung

Rö Sinus

Allergologische Abklärung

▶ Lungenfunktionsprüfung mit bronchialer
  Provokation
  Dünnschicht-CT
  Sputumzytologie, Bronchoskopie, CT

Gastroskopie, Kontrastmittelschluck

ACE-Hemmer

Poe RH et al. (1989) Chest 95 : 723–728 • Irwin RS et al. (1990) Am Rev Respir Dis 141 : 640–647 • Irwin RS (1991) Chest 99 : 1477–1484.

- **Stuhlfrequenz gesteigert (> 3 x täglich), Volumen vermehrt (> 200 g täglich), Konsistenz vermindert (flüssig, ungeformt)**
- **Akute Diarrhöe (Tage – 2 Wochen): Typische akute Gastroenteritis (oft viral, geographisch variables Erregerspektrum)**
- **Chronische Diarrhöe (> 2 Wochen)**

Hauptursachen

+ + + +	Infektiös inkl. Reisediarrhöe und Nahrungsmitteltoxine
+	Medikamentös-toxisch
(+)	Nichtinfektiöse Erkrankungen des Magen-Darm-Trakts, meist chronisch

▶ Pathogenetische Mechanismen

Sekretorisch (s)
Osmotisch (o)
Motilitätsstörung (m)
Exsudative Enteropathie mit Mukosaschädigung (e)

Einteilung

**▶ Akute infektiöse Diarrhöe
(in 40 – 60 % kein Erreger nachweisbar)**

Viral (e)
Meist Parvoviren (Norwalk) und Rotaviren

Bakteriell

Toxinbildung (s) durch
E. coli (20 – 40 % bei Reisediarrhöe)
Salmonellen
Campylobacter jejuni
Vibrio cholerae
Klebsiellen
Enterobacter

Präformierte Toxine in Nahrungsmitteln
Staphylococcus aureus
Clostridium perfringens
Bacillus cereus

Invasiv (e) mit Mukosaschädigung
Campylobacter jejuni
Salmonellen, Shigellen
E. coli (Minderzahl)
Yersinia enterocolitica

Zytotoxisch
Clostridium difficile

Parasitär
Giardia lamblia
Entamoeba histolytica (e)

Medikamentös-toxisch
Laxantien (e, o)
Antibiotika (s, o)
Digitalis
Diuretika
Chinidin
Schilddrüsenhormon
Kolchizin
Biguanide
Zytostatika
Alkohol (m, s, o)
Urämie
Pilzvergiftungen
Schwermetallvergiftungen

Weiterführendes

Stuhluntersuchung (Erreger-, selten Toxin-nachweis) bei Fieberpersistenz, schwerer oder blutiger Diarrhöe

Nicht nachweisbar mit Routinemethoden
Epidemiologische Abklärung

Anamnese

Enterohämorrhagische und -invasive E. coli

Rektoskopie und Toxinnachweis (pseudo-membranöse Kolitis bei Antibiotika)

Erregernachweis

Melanosis der Rektalschleimhaut

Digoxinserumkonzentration

evtl. QRS-Verbreiterung im EKG
evtl. Tachykardie; TSH

Abusus: MCV ↑, γ-GT ↑, Harnstoff ↓
Kreatinin, Harnstoff

As, Hg, Fe

5

Chronische Diarrhöe

Entzündlich/ischämisch
M. Crohn, Colitis ulcerosa, ischämische
Kolitis

Koloskopie mit Biopsie
Dünndarmpassage

Spezifische Infekte
Tuberkulose
Aids:
– Kryptosporidiose, Amöbiasis,
 Giardiasis, Isospora belli

Histologie; Lungen-Tbc suchen

HIV-Serologie; Erregernachweis

Malabsorption (o, e)
Echte Sprue
Laktoseintoleranz
Gallensäurenmalabsorption
M. Whipple

Ca^{++}, Albumin, Quick
Dünndarmbiopsie; glutenfreie Diät
Laktosebelastung

Darmtumoren
Villöse Adenome
Kolonkarzinom
Malignes Lymphom

Endoskopie, Biopsie

Endoskopie, CT; Abdomen

Parasitosen
Askaris, Trichiuren, Hakenwürmer

Erregernachweis, Wurmeier

Endokrinopathien
Diabetische Enteropathie (m)
Hormonell:
– Verner-Morrison-Syndrom (Vipom)
– Prostaglandine
– Karzinoid

evtl. spezieller Nachweis von vasoaktivem
Polypeptid
Indolessigsäure (24-h-Urin)

Nahrungsmittelallergie

Anamnese, vorsichtige Exposition

Postoperative Zustände
Nach Vagotomie, Billroth II
Nach Ileumresektion

Kurzdarmsyndrom

Irritables Kolon (m)

Funktionelle Diarrhöe

Verschiedenes
Chronifizierte Ursachen
„Falsche" Diarrhöe
Kollagenkolitis

Wie bei akuter Diarrhöe, s. dort
Bei Stuhlimpaktation
Koloskopie mit Biopsie

Hafter E (1989) Praktische Gastroenterologie, Thieme • Loosli J et al. (1985) Gastroenterology 88 : 75–79 •
Ammon VH et al. (1985) In: Berk JE et al. (eds) Bockus; Gastroenterology, Vol. 1, ch 8, p 125–141, 4th ed.,
Saunders • Fine KD et al. (1989) In: Sleisenger MH, Fordtran JS, Gastrointestinal Disease, p 290–316, 4th ed.,
Saunders.

OHNE SPLENOMEGALIE

- **Vergrößerung der Leber meist durch Palpation/Perkussion feststellbar**
- **Gesunde Patienten haben selten eine palpable Leber**
- **Pseudohepatomegalie bei Zwerchfelltiefstand**

Hauptursachen

+++	Fettleber
++	Extrahepatische Cholestase
++	Rechtsherzinsuffizienz
+	Primäre und metastatische Tumoren

Weiterführendes

Ultraschall, CT, Leberbiopsie, ERCP, Laparoskopie

Einteilung

Unauffällige Leberoberfläche ohne Ikterus
Fettleber
Stauungsleber leichten/mäßigen Grades
Mikrometastasen
Hepatitis B, C
Sarkoidose
Miliartuberkulose
Glykogenose
Histiozytose X

Leberoberfläche unregelmäßig oder höckrig
Multiple Lebermetastasen
Zystenleber
Echinokokkus
Primäres Leberzellkarzinom
Leberabszeß

Unauffällige Leberoberfläche mit Ikterus
Extrahepatische Cholestase
(Stein, Tumor, Cholangitis)
Drogenikterus
Äthylische Hepatitis
Hepatitis A, B
Rezidivierende Lungenembolie

**Massive Hepatomegalie
(bis unter Nabel reichend)**
Metastasenleber
Aethylische Hepatitis
Leukämien, M. Hodgkin
Amyloidose

MIT SPLENOMEGALIE

- **Klinisch oft wenig auffällig**
- **Bei Hämoblastosen und Speicherkrankheiten dominiert die Splenomegalie**
- **Milzvergrößerung oft nicht tastbar (Ultraschall!)**

Einteilung

Erkrankungen meist mit Ikterus
Akute Hepatitis (alle Formen außer C)
Dekompensierte Leberzirrhose
Chronisch aggressive Hepatitis
Leptospirose (M. Weil)
Primär biliäre Zirrhose (Spätstadium)
Hämochromatose
M. Hodgkin
Myelofibrose

Erkrankungen meist ohne Ikterus
Frühstadium einer Leberzirrhose
Anikterische Hepatitis A, B
Mononukleose
Hepatitis C
Primär biliäre Zirrhose (Frühstadium)
Leukämie, multiples Myelom
Malignes Non-Hodgkin-Lymphom
Polycythaemia vera
M. Wilson, M. Gaucher
Budd-Chiari-Syndrom
Leishmaniose
Primäre Amyloidose
Galaktosämie
Immunhämolytische Anämien
Thalassämia major

Hafter E (1989) Prakt Gastroenterologie, Thieme.

● **Gelbfärbung von Skleren und/oder Haut infolge Hyperbilirubinämie**
● **Anamnese, Klinik und Labor liefern Diagnose in 75%**

Hauptursachen

+++   Akute Hepatitisformen
++   Verschlußikterus
+   Gilbert-Meulengracht-Syndrom (bei jüngeren Patienten häufigste Ursache)

Einteilung

▶ **Unkonjugierte, indirekte (freie) Hyperbilirubinämie**

Überproduktion
Hämolyse

Ineffektive Erythropoese

Erniedrigte Bilirubinkonjugation
Neugeborenenikterus
M. Gilbert (Prävalenz 5%, Jugendliche)
Sepsis
Glukuronyltransferasemangel erworben durch
–   Medikamente (Chloramphenicol, Pregnandiol)
–   Leberzirrhose
Crigler-Najjar-Syndrom Typ I und II

▶ **Konjugierte, direkte Hyperbilirubinämie**

Intrahepatische Cholestase (verminderte Bilirubinexkretion)
Erworben
–   Virale Hepatitis, Zirrhose, toxische Hepatitis (Alkohol, Medikamente)
–   Medikamentös induzierte Cholestase
–   Sepsis
–   Stauungsikterus
–   Idiopathisch
Hereditär
Dubin-Johnson- und Rotorsyndrom
Schwangerschaftsikterus
Postoperativ
Speicherkrankheiten

▶ **Extrahepatische Cholestase (Verschlußikterus)**
Choledocholithiasis (am häufigsten)
Karzinom von Pankreas, Papille, Gallengang
Pankreatitiskomplikationen (z.B. Pseudozyste)
Gallengangsstrikturen, sklerosierende Cholangitis
Hepatom
Lebermetastasen in Hilusnähe

Weiterführendes
(ohne Bilirubin im Urin) (s. S. 142)

Retikulozyten, LDH, freies Hb ⬆,
Haptoglobin ⬇, Coombstest, Leberwerte
meist normal

Leichter Glukuronyltransferasemangel
Blutkulturen

Stärkerer Glukuronyltransferasemangel

(mit Bilirubin im Urin)

Serologie, Transaminasen, Gerinnungsparameter, evtl. Leberbiopsie
Kontrazeptiva, Methyltestosteron, Chlorpromazin, Oxyphenisatin, Blutkulturen

aPh, US, CT Abdomen, ERCP

Schaffner F (1985) In: Berk JE et al. (eds) Bockus Gastroenterology, ch 10, pg 167, Vol. 1, 4th ed., Saunders •
Isselbacher KJ (1991) In: Harrison's Principles of Internal Medicine, XII ed., ch 47, 264, McGrawHill.

- **Darmblähungen durch meist lokal erhöhten Gasgehalt**
- **Primär: Motilitätsstörung**
- **Sekundär: Darmgasverlagerung und -retention**

Herkunft des intestinalen Gases

Proximaler Gastrointestinaltrakt
Distaler Gastrointestinaltrakt

Hauptursachen

▶ Aerophagie: > 90 %
50 % CO_2-Bildung, 50 % Aerophagie
(Reaktion von HCL mit Bikarbonat)

Einteilung

Aerophagie
Habituell
Emotionale Spannung
Schnelles Essen
Kohlensäurehaltige Getränke
Hypersalivation
Syndrome descendant
(„postnasal drip syndrome")
Willentliches Aufstoßen (z. B. zur Linderung
von Nausea)
Relaxation des oberen Ösophagussphinkters

Intestinale CO_2-Akkumulation
(vermehrte Bildung, verminderte Resorption)
Nutritiv: Bohnen, Kohl, Zwiebeln
Abnorme Darmflora (nach Antibiotika,
Lambliasis)
Verkürzte Passagezeit (Laxantien)
Laktasemangel
Malabsorption, Sprue
Pankreasinsuffizienz

Motilitätsstörungen
Ileus
Peritonitis
Cholezystopathie
Colon irritabile
Intestinale Pseudoobstruktion

Weiterführendes

Anamnese, Abdomenleeraufnahme

HNO-Untersuchung

Laktosebelastung, H_2-Atemtest
Stuhlfettbestimmung, Dünndarmbiopsie
PABA-Test, Stuhlfett

5

Lasser R (1975) New Eng J Med 293 : 524–526 • Roth JLA (1985) In: Berk JE et al. (eds) Bockus Gastroenterology, Vol. 1, p 9, pg 142, 4th ed., Saunders • Levitt MD (1989) In: Sleisenger M, Fordtran J, Gastrointestinal Disease, pg 257, 4th ed., Saunders.

- **Blutungsquelle oberhalb der Flexura duodenojejunalis**
- **Mortalität 5–10 %**
- **Gegenüber einer Hämoptoe abgrenzen**

%   Hauptursachen

%	
25–30	Duodenalulkus
15–20	Magenulkus
15–20	Varizen (v. a. des Ösophagus) bei Leberzirrhose
5–15	Ösophagogastrischer Mukosariß (Mallory-Weiss-Syndrom)
5–10	Ösophagitis, Magenerosion, Gastritis
3	Magenkarzinom
2	Angiodysplasien
5–10	Undiagnostiziert

Einteilung

Ösophagus
Varizen
Mallory-Weiss-Syndrom
Ösophagitis (v. a. Refluxösophagitis)
Hiatushernie
Fremdkörper (inkl. nasogastrische Sonden)
Ösophaguskarzinom
Ulkus

Magen
Ulkus
Antrumvarizen
Mallory-Weiss-Syndrom
Erosion, Gastritis
Neoplasien
Angiodysplasien
Ulkus Dieulafoy

Duodenum
Ulkus
Tumor (inkl. Papilla Vateri, Pankreaskarzinom, Gastrinom)
Hämatobilie (Blutung aus den Gallenwegen)
Angiodysplasien

Verschiedenes
Hämorrhagische Diathese (inkl. Antikoagulanzien)
Ingestion von ätzenden, toxischen Substanzen
Stauungsgastritis
Urämie
Arteriovenöse Malformation
Penetrierendes Aortenaneurysma

Weiterführendes
▶ **Obere Endoskopie**

Leberenzyme, Albumin, Makrozytose
Nach Erbrechen

Ösophagus-Breischluckpassage

evtl. Histologie, Helicobacter suchen
Leberenzyme, Albumin, Makrozytose

Salizylate, Antirheumatika, Steroide, Alkohol

Selektive Arteriographie

Selektive Arteriographie
Selektive Arteriographie

Blutbild, Gerinnungsparameter, Tc

Herzinsuffizienz (s. S. 39)
Kreatinin, Harnstoff
Arteriographie
Aortographie, US

Palmer ED (1969) JAMA 207 : 1477 • Peterson WL et al. (1981) N Engl J Med 304 : 925 • Webb WA et al. (1981) Ann Surg 193 : 624.

- **Zu seltene (< 3/Woche), subjektiv unvollständige Entleerungen von zu wenig und zu hartem Stuhl**
- **Prävalenz 10 % in der westlichen Bevölkerung, im Alter häufiger**

Hauptformen

+++ Chronische habituelle Obstipation
+   Vorübergehende Obstipation (banal oder medikamentös)
(+) Akut aufgetretene anhaltende Obstipation

Einteilung

Diätetisch/ernährungsbedingt
Schlackenarme Kost
Geringe Flüssigkeitszufuhr
Anorexia nervosa

Störung der neuralen Regulation
Colon irritabile
Depression
M. Hirschsprung
Paraplegie, multiple Sklerose

Störung des Defäkationsrhythmus
Immobilisation
Reiseobstipation
Streß
Schmerzhafte Analerkrankungen

Störung der Motorik
Medikamentös
– Opiate, Antazida, Eisen, Sedativa
– Laxanzienabusus
Gravidität
Hypokaliämie
Hypothyreose
Porphyrie
Sklerodermie
Hyperkalzämie

Mechanisches Hindernis
Darmtumoren: Kolonpolypen, -karzinom
Urogenitale Tumoren: Uterus, Ovar
Divertikulitis
Briden
Striktur nach Operation, Bestrahlung

Weiterführendes

▶ **Anamnese**

Anamnese

Rö-Kontrasteinlauf, Rektumbiopsie
Neurostatus

Anamnese

Anoproktoskopie

Schilddrüsenparameter

Rektoskopie, Koloskopie, Kontrasteinlauf

5

Devroede G (1989) In: Sleisenger M, Fordtran J: Gastrointestinal Disease, chap 22, p 331 ff, 4th ed., Saunders.

- Die vergrößerte Milz ist palpierbar (die normale nicht) und/oder in der Diagonalen mehr als 7–8 cm breit (US)
- Palpatorisch gelegentlich schwierig abzugrenzen von: linkem Leberlappen, Tumor des Magens oder der linken Kolonflexur, vergrößerter Niere

Hauptursachen

+++	Virusinfekte
++	Portale Hypertension
+	Hämoblastosen, malignes Lymphom
+	Hämolytische Anämien

Einteilung

Leichte bis mäßige Splenomegalie
Akute Infekte
– Hepatitis A, B, C
– Salmonellosen
– Mononukleose
– Brucellose
– Sepsis
– Q-Fieber
– Leptospirosen
Chronische Infekte
– Malaria
– Endocarditis lenta
– Miliar-Tbc
Hämolytische Anämien (kongenital/erworben)
Leberzirrhose
Pfortaderthrombose, Milzvenenthrombose
Akute Leukämie
Morbus Hodgkin
Morbus Boeck
Morbus Still, Felty-Syndrom

Starke bis massive Splenomegalie
Chronisch-myeloische und lymphatische Leukämie
Osteomyelosklerose
Milzzysten
Polycythaemia vera
Morbus Gaucher

Weiterführendes

▶ Differentialblutbild, Thrombozyten Serologie, US Abdomen

HBs-Antigen, Hepatitis-Serologie
Stuhlbakteriologie; evtl. Blutkulturen
Lymphomonozytose

Blutkulturen

Blut: dicker Tropfen
Blutkulturen; Echokardiographie
Milzbiopsie. Laparaskopie
Coombs-Test; osmotische Resistenz der Ec
Eiweißelektrophorese; Leberbiopsie

Knochenmarksuntersuchung
Knochenmark, Lymphknoten-/Milzbiopsie
Leber-/Milzbiopsie
Rheumaserologie

Knochenmark, Milzbiopsie
US Abdomen
Erythropoetinbestimmung
Knochenmark, Leber-/Milzbiopsie

- **In 90 % Blutungsquelle unterhalb der Flexura duodenojejunalis**
- **Klinisch als Frischblutabgang (Hämatochezie) und/oder Pechstuhl (Meläna)**
- **Bei massiven Blutungen Mortalität 5–10 %**

Hauptursachen

+++	Hämorrhoiden, Anorektale Verletzungen
++	Divertikel
+(+)	Ischämische Kolonerkrankung (inkl. Mesenterialinfarkt)
+	Tumor oder Polypen
+	Ulkus
+	Verschiedenes
+	Undiagnostiziert
(+)	Entzündliche Kolonerkrankung (inkl. ulzeröse Kolitis)

Einteilung

Weiterführendes

▶ **Rektosigmoidoskopie, Koloskopie, evtl. obere Endoskopie, intraoperative Enteroskopie, mesenteriale Arteriographie, selektive Dünndarmpassage**

Dünndarm (Jejunum, Ileum)

Meckel-Divertikel (v. a. jüngere Patienten)
Entzündliche Erkrankung (Morbus Crohn)
Ischämische Läsion (inkl. Vaskulitis)
Angiodysplasie

Dünndarmtumor

Enteroskopie, selektive Dünndarmpassage

Histologie
Selektive mesenteriale Arteriographie
evtl. Szintigraphie mit ^{99m}Technetium markierten Ec

Kolon (inkl. Zökum)

Dickdarmtumor (inkl. Polypen)
Angiodysplasie (> 60 Jahre: 25 % der Kolonblutungen)
Entzündliche Kolonerkrankung (inkl. ulzeröse Kolitis)
Pseudomembranöse Kolitis
Ischämische Kolonerkrankung
Divertikel (v. a. im linken Hemikolon)
Ulkus

Koloskopie

Tumormarker (CEA, CA 19–9)
Selektive mesenteriale Arteriographie

Stuhlbakteriologie, -parasitologie, Histologie
Antibiotikaanamnese
Angiographie

Anus/Rektum

Hämorrhoiden, Analfissuren, Anorektale Verletzungen
Tumor
Entzündliche Erkrankung (ulzeröse Kolitis, Proktitis)
Ischämische Erkrankung
Solitäres Ulkus (v. a. bei schwerer Niereninsuffizienz)
Bestrahlungsproktitis

Rektosigmoidoskopie

Tumormarker, Histologie
Stuhlbakteriologie

Angiographie

Verschiedenes

Hämorrhagische Diathese (inkl. Antikoagulanzien)
Urämie
Penetrierendes Aortenaneurysma
Nach schwerer körperlicher Anstrengung (Joggerblutung)

Blutbild, Gerinnungsparameter

Kreatinin, Harnstoff, Urinausscheidung
Aortographie

Goulston KJ et al. (1986) Lancet II : 261 • Vellacott KD et al. (1986) Ann Roy Coll Surg Engl 68 : 243 • Jensen DM et al. (1988) Gastroenterology 95 : 1569 • Meyer B et al. (1991) Helv Chir Acta 58 : 33.

- Oligurie: Urinvolumen < 400–500 ml/Tag; Anurie < 50–100 ml/Tag
- Rascher Ausschluß einer Obstruktion der ableitenden Harnwege sowie einer Retentions-
  blase (US, Katheterisierung)

Hauptursachen

+++ Hypotonie, Hypovolämie, Schock
++ Metabolische oder toxische Nierenschädigung
++ Obstruktion der ableitenden Harnwege

Einteilung

Prärenal (Hypoperfusion der Niere)
Hypotonie
Volumenmangel (u. a. Erbrechen)
Schock div. Genese
Herzinsuffizienz

Renal
Nierenerkrankung im engeren Sinne:
Akute Glomerulonephritis
Akute interstitielle Nephritis
Akute Pyelonephritis
Nierenarterienverschluß
Nierenvenenthrombose
Vaskulitis
Thrombotisch-thrombozytopenische
  Purpura
Disseminierte intravaskuläre Gerinnung
Myelomniere

Akute Tubulusnekrose
postischämisch
Hämolyse (Transfusionszwischenfall,
  Malaria)
Rhabdomyolyse: Trauma, Hitzschlag,
  Hypothermie, Medikamente
Kontrastmittel, Schwermetalle
Antibiotika
Eklampsie

Postrenal (Abflußstörung Harnwege)
Steinleiden
Prostataerkrankungen
Blasentumoren
Malignome des kleinen Beckens und
  Retroperitoneums
Blutung Harnwege
Papillennekrose
Retroperitoneale Fibrose

Weiterführendes

Blutdruck, ZVD

▶ **Anamnese, Urinsediment, Nierengröße**

Hyperkalzämie, Gicht, Aminoglykoside

US Doppler/Duplex
US Doppler/Duplex

Thrombozyten

Immunelektrophorese

Freies Hämoglobin, Urinsediment,
dicker Tropfen

Myoglobinurie

▶ **US Niere, Blase, Prostata; Urinsediment**

Palpation, PSA, saure Prostataphosphatase

6

Urin- und Serumparameter bei akutem Nierenversagen

	Urin-volumen	Urin-osmolalität	Natrium im Urin	Quotienten		
				Urin-/Plasma-kreatinin	Urin-/Plasma-harnstoff	Harnstoff/Kreatinin im Plasma
Normalwerte	750-1500 ml/Tag	350 mosmol/l	15-40 mmol/l	~ 80	20	10
Prärenal	Oligurie	> 500	< 20	> 40	> 8	> 10
Renal	Oligurie	< 400	> 40	< 20	< 2	~ 10
Postrenal	Olig-/Anurie	< 400	> 40	< 20	< 8	~ 10

Oxford Textbook of Medicine (1987) 2. ed. Oxford University Press. Oxford-Melbourne-New York.

- Urinvolumen: mehr als 2500–3000 ml/Tag
- Bei Patienten ohne mentale Störung mit Polydipsie verbunden
- Bestimmung von Urin- und Serumosmolalität

Hauptursachen

+ + + Psychogene Polydipsie mit Polyurie
+ + Osmotische Diurese (Diabetes mellitus)
+ Primäre Wasserdiurese (Diabetes insipidus)

Einteilung

Psychogen

Osmotisch
Diabetes mellitus
Chronische Niereninsuffizienz
Erholung nach akutem Nierenversagen,
nach obstruktiver Nephropathie
Diuretika

Primär
- Neurohypophysärer Diabetes insipidus
Idiopathisch (27 %)
Nach Schädel-Hirn-Operation (20 %)
ZNS-Neoplasma (18 %)
Schädel-Hirn-Trauma (17 %)
ZNS-Metastasen (9 %)
Alkohol (ADH-Inhibitor)
- Nephrogener Diabetes insipidus
Erworbene tubulointerstitielle Erkrankungen
  Hyperkalzämie, Hyperkaliämie
  Medikamente

Hereditäre tubulointerstitielle Erkrankungen
  Polyzystische Nieren
  Hereditärer nephrogener Diabetes insipidus
  DIDMOAD-Syndrom

Weiterführendes

▶ Anamnese, psychiatrische Beurteilung

Urin- und Serumosmolalität
BZ
Nierenparameter, Clearance
Urinvolumen
Urinvolumen, US
Anamnese

Urin- und Serumosmolalität

Anamnese

Anamnese
Bronchialkarzinom
Alkoholspiegel

Elektrolytbestimmung
Lithium, Demeclocyclin,
Barbiturate, Aminoglykoside

US

Diabetes insipidus und mellitus, Optikusatrophie,
Schwerhörigkeit (deafness)

EXSIKKOSE/DEHYDRATATION

● **Leitsymtpome: Hypotonie, leere Halsvenen, trockene Schleimhäute, Körpergewicht** ↓
● **Laborparameter: Relative Vermehrung von Hämoglobin und Hämatokrit, Harnstoff** ↑

Hauptursachen

Dominierender Wasserverlust: hypertone Dehydratation
Dominierender Kochsalzverlust: hypotone Dehydratation
Kombinierter H_2O- und Salzverlust

Einteilung

Dominierender Wasserverlust
Fehlendes Durstgefühl
– Ältere
– Bewußtlose
– Psychosen
Wassermangel
– Sportler
– Wüste, Hochgebirge
ADH-Mangel (Diabetes insipidus)
Diabetes mellitus
Cholera
Schwere Hyperventilation
Hypertone Lösungen i.v. und per Sonde

Dominerender NaCl-Verlust (seltener)
Massives Erbrechen
Chronischer Durchfall
Niereninsuffizienz mit Salzverlust
M. Addison

Kombinierter Wasser- und Salzverlust
Erbrechen
Durchfälle
Blutungen
Große Pleura-, Aszitespunktion
Diuretikagabe
Drittraumverlagerungen (Ileus, Peritonitis, Aszites)

Weiterführendes

Fremdanamnese

ADH (Blut)
Polyurie

Blutgasanalyse

Osmolalität

Na Urin

6

Laborwerte und Symptomatologie

Definition	Natrium Serum	Osmolalität im Serum	Extrazellulär-volumen	Durst	Arterieller BD	Zentral-venöser Druck
Normal	135–145 mmol/l	285–295 mosmol/l	10–15 l			
Isotone Dehydratation	normal	n	↗	+	↙	↙
Hypotone Dehydratation	↙	↙	↙	+	↙	↙
Hypertone Dehydratation	↗	↗	↙↙	++	↙	↙

- Mikrohämaturie ≧ 5 Erythrozyten/Gesichtsfeld
- Einmalige Mikrohämaturie kein Grund für eingehende Abklärung
- Asymptomatische Mikrohämaturie: 50 % ohne urologische Pathologie
- Hämaturie oft mit Proteinurie assoziiert

Hauptursachen

♂ 20–25 % Prostatahyperplasie, 15–20 % Prostatitis
♀ +++ Kontamination bei Menses, ++ Zystitis

Makro[a]	Mikro	
7 %	1 %	Karzinom (Prostata, Niere, Ureter)
15 %	4 %	Blasenkarzinom
33 %	4 %	Harnwegsinfektion
11 %	5 %	Steine
13 %	13 %	Benigne Prostatahyperplasie
8 %	43 %	Undiagnostiziert
1 %	2 %	Verschiedene (Hämophilie, Antikoagulation, Thrombopenie)

[a] Hämoglobinurie/Myoglobinurie kann Makrohämaturie vortäuschen.

Einteilung

Renal

Glomerulopathien

I$_2$A-Nephritis
Glomerulonephritis jeder Ursache
Maligne Hypertonie
Diabetische Glomerulosklerose
Vaskulitis (Wegener-Granulomatose, Lupus erythematodes)
Endokarditis
Shuntnephritis
Goodpasture-Syndrom

Nichtglomeruläre (interstitielle) Krankheiten
Interstitielle Nephritis
Papillennekrose (Analgetikanephropathie, Diabetes)
Pyelonephritis
Stein
Zystennieren
Niereninfarkt, Nierenvenenthrombose
Trauma
Tumor
Mißbildungen
Arteriovenöse Malformation

Ureter, Harnblase, Prostata, Urethra
Stein, Entzündung, Tumor, Trauma, Fremdkörper

Systemisch
Hämorrhagische Diathese (inkl. Antikoagulanzien)
Nach schwerer körperlicher Anstrengung (Marathonlauf)

Weiterführendes

▶ Urinstatus (glomeruläre Erythrozyten), US Abdomen, Abdomenleeraufnahme, Zystoskopie, IVP, CT, Nierenbiopsie

Oligurie, Hypertonie, Ödeme, Niereninsuffizienz
Serum-IgA
Proteinurie, AST
Fundoskopie
Blut- und Urinzucker, HbA$_{1c}$
Antinukleäre Faktoren

Blutkulturen

Antiglomeruläre Basalmembran-AK, Hämoptoe

Pyurie, Urinzytologie, Blut- und Urinzucker, HbA$_{1c}$
Urin- und Blutkulturen
IVP, retrograde Urographie

US Doppler/Duplex, Angiographie

Urinzytologie, Histologie

US Doppler/Duplex, Angiographie

Urinzytologie, Zystoskopie, Histologie

Blutbild, Gerinnungsfaktoren (s. S. 88)

Hämolyseparameter

Greene LF et al. JAMA (1956) 161:610 • Golin AL et al. J Urol (1980) 124:389 • Mohr DN et al. JAMA (1986) 256:224 • Copley JB et al. Arch Intern Med (1987) 147:434 • Sutton JM. JAMA (1990) 263:2475.

● **Unfreiwilliger Urinabgang**
● **Mit zunehmendem Alter gehäuft**

Hauptursachen

++++ Streßinkontinenz: Insuffizienter Sphinkterschluß bei Betätigung der Bauchpresse
      (Lasten heben, Husten, Lachen)
+++   Zwangs-(Urge-)Inkontinenz: Übermäßige Detrusorkontraktionen; imperativer
      Harndrang, Pollakisurie
++   Reflexinkontinenz: Kleine, spastische Blase infolge starker Detrusorkontraktionen
++   Überlaufinkontinenz: Infravesikale Obstruktion oder neurogene Detrusorschädigung
+   Postoperative Inkontinenz: Operative Läsionen des Sphinktersystems

Einteilung

Streßinkontinenz
Frauen in der Menopause (speziell Multipara)
Zustand nach Hysterektomie
Zustand nach Prostatektomie
Blasentumor

Zwangsinkontinenz
Zystitis
Urethritis
Blasenpapillom
Blasenkarzinom
Senium (Demenz)
Blasensteine
Psychogen

Reflexinkontinenz
Querschnittslähmung oberhalb Th12
Rückenmarkstumor
Syringomyelie

Überlaufinkontinenz
Prostataadenom
Prostatakarzinom
Urethrastriktur
Diabetes mellitus
Multiple Sklerose

Postoperative Inkontinenz
Zustand nach Blasen- oder Prostataoperationen

Weiterführendes

Anamnese

Urinbakteriologie, Zystoskopie, US

Zystoskopie, US, PSA

6

▶Differentialsymptomatik wichtiger Harninkontinenzen

Hauptformen	Streßinkontinenz	Zwang (Urge)	Mischtyp
Symptome			
Drang vor Wasserlassen	Keiner	Starker	Leichter
Harnabgang bei körperlicher Betätigung	Ja	Nein	Gelegentlich
Urinvolumen	Klein	Groß	Mittel
Harnstrahl stoppbar	Ja	Nein	Nein
Tägliche Miktionen	Je nach körperlicher Betätigung	> 7 Miktionen	Verschieden
Nykturie	Selten	Oft	Gelegentlich

POLLAKISURIE

● **Gehäufte Miktionen**

Ursachen

▶ **In der Blase**
„Reizblase" (psychogen)
Infektion: Zystitis, Urethritis, Prostatitis
Hindernis am Blasenausgang: Prostatahyperplasie (und -karzinom), Blasenstein

Systemisch
Herzinsuffizienz
Wasserretention anderer Genese
Diabetes insipidus

NYKTURIE

● **Alle Krankheiten mit Polyurie führen auch zu Nykturie**

Hauptursachen

+++ Herzinsuffizienz
+++ Prostatahyperplasie, Dranginkontinenz, Diuretikaeinnahme am Abend
++ Übermäßige Flüssigkeitszufuhr am Abend (v.a. Alkohol, Kaffee, „Blasentee")
++ Diabetes mellitus, chronische Niereninsuffizienz
+ Leberzirrhose mit Aszites, nephrotisches Syndrom, Diabetes insipidus, Hyperkalzämie
+ Venöse Insuffizienz mit großen Beinödemen oder nichtkardiale Ödeme

DYSURIE

● **Schmerzhaftes Wasserlassen**

Hauptursachen

Harnwegsinfektion
Prostatahyperplasie (und -karzinom)
Prostatitis
Urethralstriktur
Nach Dauerkatheter
Fremdkörper in Blase oder Urethra
Psychogen
Therapie mit β-Blocker

PYURIE

● **> 200 Leukozyten/Gesichtsfeld**

Hauptursachen

+++ Harnwegsinfektionen (♀ Zystitis, Pyelonephritis)
++ Vaginale Kontamination

▶ Einteilung

Unterer Harntrakt	Oberer Harntrakt	„Sterile" Pyurie
Urethritis, Zystitis **(Dysurie)**	Pyelonephritis	Urogenitaltuberkulose
♂: Prostatitis, Epididymitis	Interstitielle Nephritis	Analgetikanephropathie
♀: Vaginitis, Kolpitis, Vulvitis	Papillennekrose	Nach Chemotherapie
Steine	Steine	Steine
Fremdkörper	Peri-/intranephritischer	Akute Glomerulonephritis
Neoplasma	Abszeß	Hypernephrom
		Polyzystische Nieren

● **Kolikartige Flankenschmerzen, in die Leisten deszendierend**
● **Wichtige Begleitsymptome: Mikro-Hämaturie, Dysurie**
● **75−85 % der Steine sind kalziumhaltig und röntgendicht**

%	Hauptursachen
50−55	Idiopathische Hyperkalziurie
15−20	Hyperurikosurie
10−20	„Infektstein" (Struvit)
5	Primärer Hyperparathyreoidismus
1− 2	Zystinose
20	Keine Ursache eruierbar

Statistische Angaben
Jährliche Inzidenz 1−3 %
Prävalenz 5−7 %
3−4mal mehr Männer

Einteilung

Röntgendichte Steine

Kalziumoxalatsteine
– **Normales Serumkalzium**
– **Idiopathische Hyperkalzurie**
– **Schwere Osteoporose**
– **Verlängerte Immobilisation**
  Hyperoxalurie (hereditär, intestinal)
  Vitamin-C-Überdosierung

– Erhöhtes Serumkalzium
– Osteolysen durch Knochenmetastasen
  Primärer Hyperparathyreoidismus
  Multiples Myelom
  Sarkoidose
  Vitamin-D-Intoxikation
  Milch-Alkali-Syndrom

Kalziumphosphatsteine
„Infektstein" (Struvit)

Distale renal-tubuläre Azidose

Nicht röntgendichte Steine

Harnsäuresteine (in 5−8 % vorkommend)
– Harnsäure im Serum normal
– Idiopathisch
– Dehydratation

– Harnsäure im Serum erhöht
– Zellzerfall bei Tumor, Chemotherapie
– Gicht
  Zystinsteine (hereditär)
  Xanthinsteine (Xanthinoxydasemangel)
  Lesch-Nyhan-Syndrom

Weiterführendes
▶ **US, IVP, chemische Steinuntersuchung;**
   Serum: Ca^{++}, Phosphor, pH, Cl^-;
   Urin: Ca^{++}, Harnsäure, pH, Bakteriologie

Hyperkalzurie
Osteodensitometrie
Hyperkalzurie, aPh ⬆
Oxalatausscheidung im Urin

Skelettszintigraphie
Parathormon
Urin- und Eiweißelektrophorese, Skelett-Rö
Rö Thorax, Granulomhistologie
Vitaminspiegel im Serum
Serum: $pH > 7,5$; Kreatinin, Harnstoff

Urinbakteriologie (rezidivierende Harnwegsinfekte)
Hyperchlorämische Azidose, Urin-pH > 5,5

Hyperurikosurie

Serumnatrium ⬆, Urinmenge ⬇, trockene Haut und Schleimhäute

Monoartikuläre Arthritis, Tophi
Zystinausscheidung im Urin
Xanthinurie, Hypourikämie
Enzymdefekt, Choreoathetose, Retardierung

6

Pak CYC. Kidney Int (1978) 13 : 341 • Smith LH. Semin Nephrol (1990) 10 : 31 • Coe FL et al. New Engl J Med (1992) 327 : 1141 • Curhan GC et al. New Engl J Med (1993) 328 : 833.

- **Proteinurie: mehr als 150 mg Eiweißverlust pro Tag**
- **Mehr als 3 g Proteinverlust pro Tag: Meist Glomerulonephritis oder nephrotisches Syndrom**

Hauptursachen

Proteinurie mit normaler Nierenfunktion
Tubulär bedingte Proteinurie
Glomerulär bedingte Proteinurie

Proteinurie mit normaler Nierenfunktion

Körperliche Anstrengung (und Dehydratation)
Fieberzustände, parainfektiös
Schwere Herzinsuffizienz (außer im Spätstadium)
Schwere Lordose
Orthostatische Proteinurie
Nierenvenenthrombose
Multiples Myelom (außer im Spätstadium)
Immunglobulinopathien

Tubulär bedingte Proteinurie

Interstitielle Nephritis
Hypertone Röntgenkontrastmittel
Mannitolinfusion
Schwermetallintoxikation
Fanconi-Syndrom
Nierentransplantation
Zystinose
Balkannephropathie

Glomerulär bedingte Proteinurie

Glomerulonephritis[a]
Pyelonephritis
Systemische Erkrankungen
– Diabetes mellitus (Mikroalbuminurie im
  Frühstadium)
– (Maligne) Hypertonie
– Nephrotisches Syndrom
– Vaskulitis[a] (s. S. 94)
– Kollagenosen[a]
– Eklampsie
– Goodpasture-Syndrom
– Amyloidose
– Kongenital (Fabry-, Alport-, Nagel-Patella-Syndrom,
  Zystennieren)

[a] Meist mit Hämaturie (s. S. 72)

▶ Differentialdiagnostik bei Proteinurie

Parameter (Urin)	Prärenal	Glomerulär	Tubulo-interstitiell	Postrenal
Albumin	normal (n)	↑↑↑	n/↑	↑↑
α_1-Mikroglobulin	↑↑↑	n/↑	↑↑	↑
Hochmolekulare Proteine	n	n/↑	n	↑↑

Abuelo JG. Ann Int Med (1983) 98 : 186 • Hofmann W et al. Lab Med (1989) 13 : 336.

HIV-Epidemiologie (60 000 Patienten, USA)

%	Hauptkrankheiten
60–80	Pneumocystis-carinii-Pneumonie
15–20	Kandidase von Ösophagus und Bronchien
10	Pulmonale Tuberkulose (Mycobakterium tuberculosis)
7–10	Extrapulmonale Kryptokokkose
3– 8	Toxoplasmose
4– 5	Mycobakterium avium intrazellulare
3– 5	Zytomegalie
3– 5	Herpes simplex
2– 4	Extrapulmonale Tuberkulose (Mycobakterium tuberculosis)
2– 3	Kryptosporidiose
5–11	Kaposi-Sarkom

HIV-Demographie

% von 60 000 Patienten (USA)	von 650 Patienten (Schweiz, 1992)	%
Erwachsene		
60	Homosexuelle/bisexuelle Männer ohne Drogenabusus	38
20	Heterosexuelle Drogensüchtige (♂ und ♀)	39
8	Homosexuelle Männer mit Drogenabusus	<1
5	Heterosexuelle Übertragung (♂ und ♀)	18
3	Transfusionsübertragung (♂ und ♀)	0,5
3	Unbekannt	1,5
1	Hämophilie	0,3
Kinder unter 13 Jahren		
80	Übertragung von der Mutter	
11	Transfusionsübertragung	
5	Hämophilie	

CDC-Klassifizierung (Gruppen I-IV) bis 1992

Weitere Diagnostik: HIV-Serologie, Blutbild, CD$_4$, CD$_8$-Lymphozyten, p24-Antigen, β_2-Mikroglobulin

I Akuter Infekt (mononukleoseähnlich)
Meningoenzephalitis, Serokonversion

II Asymptomatischer Infekt
A Laborwerte normal
B Laborwerte pathologisch, CD$_4$ Lymphozyten ⬇, Lymphopenie, Thrombopenie

III Persistierende generalisierte Lymphadenopathie (PGL)
A Lymphknoten > 1 cm an mind. 2 extrainguinalen Orten während > 3 Monate ohne andere Ursache
B IIIA und pathologische Laborwerte (vgl. IIB)

IVA Konstitutionelles Krankheitsbild
Gewichtsverlust > 10 % und/oder unklares Fieber > 1 Monat (> 38,5 °C) und/oder Diarrhöe > 1 Monat

IVB Neurologisches Krankheitsbild
Demenz, periphere Neuropathie, Myelopathie ohne andere Ursache

IVC Sekundärkrankheit: Opportunistische Infekte
C1 Pneumocystis-carinii-Pneumonie, ZNS-Toxoplasmose, Kandidose von Trachea, Bronchien, Lungen, Ösophagus, Kryptosporidiose oder Isosporiose mit Diarrhöe > 1 Monat, Zytomegalieretinitis, extraintestinaler Strongyloides, atypische disseminierte Mykobakteriose; Extrapulmonale Tbc, Histoplasmose, Kryptokokkose; rezidivierende Salmonellensepsis (außer S. typhi), chronisch disseminierter oder mukokutaner Herpes simplex; progressive multifokale Leukoenzephalopathie
C2 Orale Leukoplakie, Kandidastomatitis, Nokardiose, Herpes zoster (mehrere Dermatome), Lungentuberkulose

IVD Sekundärkrankheit: Neoplasien
Kaposi-Sarkom, Non-Hodgkin-Lymphom, Primäres ZNS-Lymphom, invasives Zervixkarzinom

IVE Andere HIV-assoziierte Krankheiten
Chronische lymphoide Pneumonie, rezidivierende bakterielle Pneumonien, CD$_8$-Lymphozytosis-Syndrom

▶ CDC Klassierung (Gruppen A–C) ab 1993

	Kategorie CD$_4$ Zellen in mm³	% CD$_4$ von Lyz.	Klinische Kategorie A Asympt.	B Sympt.	C AIDS	Vergleich mit alter CDC Klassierung Neu	Alt (bis 12/1992)
1	≥ 500	≥ 29 %	A1	B1	C1	**A Asymptomatisch**	I, IIa
2	200–499	14–28 %	A2	B2	C2	**B Symptomatisch (nicht A oder C)**	
3	< 200	< 14 %	A3	B3	C3	**C AIDS**	IV

Morb Mort Wkly Rpt (1987) 36 : 15 • Chamberland ME et al. (1990) In: Mandell GL et al. principles and practice of infectious diseases (3. Aufl), Churchill Livingstone, New York, 1029 • Morb Mort Wkly Rpt (1992) 41 : RR–17.

- **Grundlegender Immundefekt führt zu unterschiedlichen Infektionen**
- **Erhöhtes Infektrisiko v. a. bei AIDS und malignen Tumoren unter Therapie**
- **Zeitliche Dynamik der Infektionen beachten**

▶ Defekt   Hauptursachen

Defekte Barrieren	Zytotoxische Medikamente, Fremdkörper (Katheter, Prothesen), chirurgische Eingriffe, Verbrennung
Granulozytopenie	Leukämie, Lymphome, multiples Myelom, Chemotherapie, Knochenmarktransplantation
Gestörte Granulozytenfunktion	Chronische granulomatöse Erkrankung, Knochenmarktransplantation, Antithymozytenglobulin
Zellvermittelte Immunität	Lymphome, AIDS, immunsuppressive Therapie bei Organtransplantation von: Niere, Herz, Knochenmark, Leber, Lunge, Pankreas
Gammaglobulinfunktion/ -produktion	Chronische lymphatische Leukämie, multiples Myelom, Knochenmarktransplantation, paraneoplastisch
Milzfunktion	Hodgkin-Lymphom, posttraumatische Splenektomie, aplastische Anämie
Verschiedenes	Diabetes mellitus, Leberzirrhose, chronisches Nierenversagen

Häufigste Erreger

Weiterführendes
Blutkulturen, Abstriche und Kulturen anderer Körperöffnungen, Blutbild, Serologie

Gestörte Barrieren
Staphylococcus aureus und epidermidis
Pseudomonas aeruginosa
Candida albicans — Abstrich, Blutkultur

Granulozytopenie — **Granulozyten < 500/µl**
Staphylococcus aureus und epidermidis
Gram-negative Bakterien
Candida albicans
Aspergillus — Biopsie, Serologie

Gestörte Granulozytenfunktion
vgl. Granulozytopenie

Gestörte zellvermittelte Immunität — **⬇: T-Lymphozyten, CD₄, CD₈**
Zytomegalievirus — Serologie, Kultur: Urin, Speichel, Blut
Herpes simplex und Zostervirus — Abstrich, Serologie
Pneumocystis carinii — Bronchoalveoläre Lavage
Toxoplasma gondii — Serologie
Listerien — Kultur
Nocardia — Kultur
Candida albicans
Cryptococcus neoformans — Kultur, Serologie, Liquorausstrich
Mykobakterien: Tuberkulose und atypische — Kultur

Gestörte Gammaglobulinfunktion/ -produktion — **B-Lymphozyten ⬇, Eiweißelektrophorese**
Streptococcus pneumoniae — Sputum
Haemophilus influenzae — Sputum
Neisseria meningitidis — Lumbalpunktion, Blutkultur

Asplenie
Streptococcus pneumoniae — Sputum
Haemophilus influenzae — Sputum

Verschiedenes
Diabetes mellitus — Pyogene Hautinfekte, Candida albicans
Leberzirrhose — Gram-negative Bakterien
Chronisches Nierenversagen — Harnwegsinfekt, Perikarditis (s. S. 54)

Matthay RA et al. (1980) Med Clin N Amer 64 : 534 • Zimmerli W (1993) MEMORIX 3. Aufl, VCH, Weinheim.

- **Reiseroute, Reiseart und Verhalten (inkl. Sexualanamnese) genau erheben**
- **Impfstatus und medikamentöse Prophylaxe erfassen**
- **Malaria rasch ausschließen**

%   Hauptursachen

30–40	Diarrhöe (Reisediarrhöe, infektiös)
10–15	Bronchitis, febrile Erkältung
8–12	Hepatitis (A, B, C)
5–10	Malaria
5	Salmonellosen (Typhus)

Einteilung

▶ **Fieber mit:**

Diarrhöe, Dysenterie
Salmonellen, Shigellen, Amöben,
Vibrionen, Campylobacter

Splenomegalie
Typhus, Malaria, Mononukleose

Dolente Hepatomegalie
Amöbenabszeß
Hepatitis
Echinokokkose
Leishmaniose (Kala-Azar)

Ikterus
Hepatitis
Malaria
Leptospirose
Arbovirose (Gelbfieber)

Niereninsuffizienz
Leptospirose, Malaria (Schwarzwasserfieber)

Myokarditis
Typhus, Leptospirose
Amerikanische Trypanosomiase (Chagas-Krankheit)

(Meningo-)Enzephalitis
Malaria
Meningokokken
Typhus
Poliomyelitis
Arbovirose
Afrikanische Trypanosomiase (Schlafkrankheit)

Gesichtsödem
Trichinose, Trypanosomiase, Schistosomiase

Konjunktivitis und Myalgie
Leptospirose, Arbovirose

Hämorrhagische Diathese
Virales hämorrhagisches Fieber (Lassa, Ebola)

Anämie
Malaria, Bartonellose, Leishmaniose (Kala-Azar)

Eosinophilie
Invasive Parasitosen (Trichinose, Schistosomiase)

Nichttropische Ursachen
Subakute Endokarditis
Tuberkulose
AIDS

Weiterführendes

**Fiebertypus, Blutausstrich, BSR, Blut-
kulturen, Stuhluntersuchung, weißes
Differentialblutbild, Serologien
(v. a. Hepatitis), Rö Thorax**

Stuhluntersuchungen

US
Blutkultur, Blutausstrich

US, CT, Leberenzyme, Leberbiopsie
Abszeßaspirat (mit Amöben), Serologie

Blutkultur

US, Leberenzyme, Bilirubin

Blutausstrich
Kultur: Blut und Urin, CK
Proteinurie

Kreatinin, Harnstoff, Urinproduktion
Proteinurie, Kultur, Blut und Urin

Echokardiographie, EKG, CK, Rö Thorax
Blutkultur
Blutausstrich

CT, Lumbalpunktion
Blutausstrich
Liquorausstrich
Blutkultur
Kultur: Rachenabstrich und Stuhl
Kultur: Blut und Liquor
Ausstrich: Blut und Liquor

CK

Blutbild, Quick, Gerinnungsparameter

(s. S. 83, 84)

Eosinophile im Blutbild (s. S. 124)

Echokardiographie
Kultur: Sputum, Mantoux-Test
HIV-Serologie, CD_4- CD_8-Zellzahl

7

Steffen R et al. (1983) JAMA 249 : 1176 • Pechère JC et al. (1984) Infections, Lea Febiger, Philadelphia, 570 •
Steffen R (1984) Reisemedizin, Springer Heidelberg, 127.

● Inzidenz von Gesundheitsstörungen, Erkrankungen und Todesfällen pro 100 000 Reisende bei einmonatigem Aufenthalt in einem Entwicklungsland

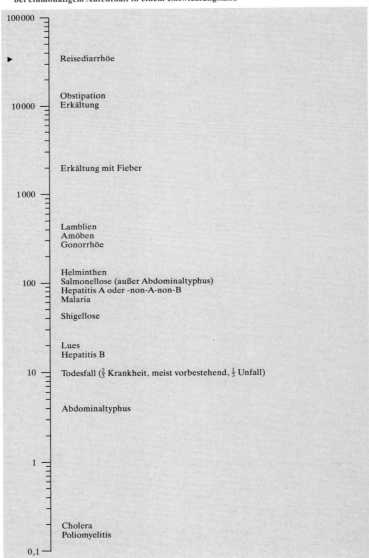

100 000

▶ Reisediarrhöe

Obstipation
10 000 — Erkältung

Erkältung mit Fieber

1 000 —

Lamblien
Amöben
Gonorrhöe

Helminthen
100 — Salmonellose (außer Abdominaltyphus)
Hepatitis A oder -non-A-non-B
Malaria

Shigellose

Lues
Hepatitis B
10 — Todesfall ($\frac{2}{3}$ Krankheit, meist vorbestehend, $\frac{1}{3}$ Unfall)

Abdominaltyphus

1 —

Cholera
Poliomyelitis
0,1 —

Steffen R (1985) Schweiz Aerztezeitung 66 : 1125.

	Erreger	Synonyma	Krankheit	Inkuba-tionszeit[a]
Bakterien	Bacillus Anthrax		Milzbrand	1–7 T
	Bartonella bacilliformis		Oroyafieber, Verruga peruana	ca. 3 W
	Brucella abortus		M. Bang	
	Brucella melitensis		Malta-, Mittelmeerfieber	}1 W–6 M
	Brucella suis		Schweinebrucellose	
	Calymmatobacter granulomatis	Donovania granulomatis	Granuloma inguinale/venereum	T–3 M
	Camplylobacter fetus	Campylobacter jejuni	Diarrhöe	2–10 T
	Enterotoxigene E. coli		Diarrhöe	Stunden
	Haemophilus Ducreyi		Ulcus molle (Weicher Schanker)	6–7 T
	Pasteurella pestis		Pest (Beulen-, Lungenpest)	2–6 T
	Pasteurella tularensis	Francisella tularensis	Tularämie	2–8 T
	Pseudomonas pseudomallei	Whitmore-Bazillus	Melioidosis	10–14 T
	Salmonella Typhi		Abdominaltyphus	}1–3 W
	Salmonella paratyphi A–C		Paratyphus	
	Salmonella enteritidis		Gastroenteritis	1–2 T
	Shigella Dysenteriae		Ruhr (epidemische Dysenterie)	2–7 T
	Vibrio cholerae, el tor		Cholera	2–5 T
	Mykobakterium leprae		Lepra: tuberkuloid, lepromatös	M–J
Spirochäten	Leptospiren		M. Weil (L. icterohaemorrhagica)	5–14 T
	Treponema pallidum		Lues (Syphilis)	3–4 W
	Treponema pertenue		Frambösie (yaws)	10–30 T
	Treponema carateum		Pinta (Hautfleckenkrankheit)	7–20 T
	Borrelia recurrens		Rückfallfieber	2–10 T
	Spirillum minus	Spriochaeta muri	Rattenbißfieber (Soduku)	14–21 T
	Chlamydia trachomatis		Trachom/Genitalinfekte	2–9 T
	Miyaga-wanella { lymphogranulo-matosis		Lymphogranuloma venereum/inguinale	3–20 T
	Miyaga-wanella { psittaci		Psittakose	1–2 W
Viren	Poliovirus 1–3		Poliomyelitis	7–10 T
	Hepatitis-A-Virus		Hepatitis A (epidemische Hepatitis)	15–45 T
	Lyssavirus		Rabies/Tollwut	20–60 T
	Marburg-, Ebolavirus		Marburg-, Ebolafieber	4–16 T
	Arbovirus A–C		Enzephalitis, Gelb-, Denguefieber	3–6–8 T
	Lassavirus		Lassafieber	7–10 T
	Rotavirus		Diarrhöe (Kinder)	2–4 T
	Variola		Pocken	8–17 T
	Hepatitis-B-Virus		Hepatitis B (Serumhepatitis)	30–180 T
	Hepatitis-C-Virus		Hepatitis C	15–160 T
Rickettsien	R. burneti	Coxiella burneti	Q-Fieber	8–21 T
	R. conori		Fièvre boutonneuse	5–9 T
	R. typhi, R. mooseri		Endemisches, murines Fleckfieber	6–14 T
	R. prowazeki		Epidemisches Fleckfieber Typhus exanthematicus	10–14 T
	R. rickettsi		Rocky mountain spotted fever	3–12 T
	R. tsutsugamushi		Japanisches Flußfieber Milbenfleckfieber	6–21 T

7

	Erreger	Synonyma	Krankheit	Inkuba-tionszeit[a]
Protozoen	Balantidium coli		Balantidenruhr	?
	Entamoeba histolytica		Amöbiasis	T–J
	Giardia intestinalis	Lamblia intestinalis	Giardiasis/Lambliasis	1 W
	Leishmania brasiliensis		Espundia (Mukokutan)	W–M
	Leishmania donovani		Kala-Azar (viszeral)	W–M
	Leishmania tropica		Aleppobeule (kutan)	W–M
	Plasmodium falciparum	⎫ Malaria	M. tropica	7–12 T
	Plasmodium malariae	⎬	M. quartana	30–40 T
	Plasmodium vivax/ovale	⎭	M. tertiana	10–15 T
	Pneumocystis carinii		(interstitielle) Pneumonie	?
	Toxoplasma gondii		Toxoplasmose	20–30 T
	Trypanosoma cruzi		Chagas-Krankheit	1–3 W
	Trypanosoma gambiense		Afrikanische Schlafkrankheit	2–3 W
	Trypanosoma rhodiense			2–3 W
Trematoden Saugwürmer	Clonorchis/Opisthorchis	Kleiner Leberegel Oriental liver fluke	Klonorchiase (Gallenwege) Opisthorchiasis	1 M
	Fasciola hepatica	Großer Leberegel Common liver fluke	Fasziolose (Leber/ Gallenwege)	3 M
	Paragonimus wetermani	Lungenegel Oriental lung fluke	Paragonimiase (Lunge)	2 M
	Fasciolopsis buski	Großer Darmegel	Fasziolopsiose	3 M
	Schistosoma haematobium	⎫ Bilharziosen	Schistoso-miase (urogenital)	⎫
	Schistosoma japonicum	⎬	(hepatolienal)	⎬ 1–3 M
	Schistosoma mansoni	⎪	(intestinal)	⎪
	Schistosoma intercalatum	⎭	(rektal)	⎭
Zestoden Bandwürmer	Diphyllobotrium latum	Fischbandwurm	(Darm)	1 M
	Echinococcus granulosus	Hunde-bandwurm E. Cysticus	Echinokokkose (Leber)	M–J
	Echinococcus multilocularis	E. alveolaris	(Leber/Lunge)	M–J
	Taenia saginata	Rinderbandwurm	Täniase (Darm)	2–3 M
	Taenia solium	Schweinebandwurm Finnen	Täniase (Darm) Zystizerkose des ZNS	1–2 M
Nematoden Fadenwürmer	Hymenolepsis nana	Zwergbandwurm	Hymenolepiasis	1 M
	Ancylostoma duodenalis Necator americanus	Hakenwurm	Ankylostomiase	1 M
	Ascaris lumbricoides	Spulwurm	Askariasis	6–8 W
	Enterobius Oxyuris (vermicularis)	Madenwurm	Enterobiasis/Oxyuriasis	?
	Strongyloides stercoralis	Zwergfadenwurm Kutane Larva migrans	Strongyloidasis/Anguillulosis	3 W
	Toxocara canis/catis	Viszerale Larva migrans	Toxokariasis	?
	Trichinella spiralis	Pork worm	Trichinellose	1–2 T[b] 2–4 W[c]
	Trichuris trichiura	Peitschenwurm	Trichuriasis	1–3 M
Filariasen	Dracunculus medinensis	Medinawurm	Drakunkuliasis	1 J
	Loa-Loa	Wanderfilarie	Loiasis	1 J
	Onchoceraca volvulus	Blinding filaria	Onchozerkose	6–12 M
	Wuchereria bancrofti		Lymphatische Filariose I	1 J
	Brugia malayi		Lymphatische Filariose II	3 M

[a] T Tage, W Wochen, M Monate, J Jahre.
[b] instest.
[c] muskul.

- **Hb $< 12,5$ g/dl bei Frauen und $< 13,5$ g/dl bei Männern**
- **Symptom und keine Krankheit, weitere Abklärung immer indiziert**
- **Bei relativer Anämie durch Verdünnung: Plasmavolumen erhöht, Erythrozytenzahl normal**

Hauptursachen   ▶Übersichtsdiagnostik

+++	Eisenmangel	Mikrozytär (okkultes) Blut im Stuhl, Urinstatus, gynäkologische Anamnese; Ferritin ↓
+	Infekt- und Tumoranämien	Grundkrankheit suchen; Ferritin meist ↑
+	Thalassämien	Mikrozytär; Hb-Elektrophorese
+	Renale Anämie	Normozytär, normochrom; Niereninsuffizienz
+	Akute Blutung	Normozytär, normochrom
(+)	Megaloblastäre Anämie	Makrozytär; Vitamin-B_{12}- und Folsäuremangel
(+)	Knochenmarkerkrankungen	Knochenmarkpunktion (Ausstrich, Biopsie)
(+)	Hämolytische Anämie	Retikulozytose, LDH ↑, Bilirubin ↑, positiver Coombs-Test

Einteilung   Weiterführendes

Eisenmangel (s. S. 85, 166)   Mikrozytär, Ferritin ↓

Chronische Infekte, Tumoren   Ferritin meist ↑, Eisenverteilungsstörung

Thalassämien   Mikrozytär; Hb-Elektrophorese; Mittelmeerländer, Nordafrika, Naher und Ferner Osten; heterozygote Träger viel häuifger als homozygote

Akute Blutung   Initial nur Hypovolämie, Hb-Abfall erst nach Stunden; normozytär, normochrom

Megaloblastäre Anämien
(s. Makrozytose S. 128)   Makrozytär, hyperchrom

Knochenmarkerkrankungen
Myeloproliferatives Syndrom und Myelodysplasie   Knochenmarkpunktion, evtl. Biopsie
Myelosklerose   Lc; Tc; Leukozytenphosphatase;
Hämoblastosen (Leukämie, Lymphome)   Stammzellkulturen (Blut und KM)
Knochenmarkinfiltration   aplastisches Knochenmark
– Metastasen   neoplastische Zellproliferation
– Infektionen, Granulome   Tbc, Sarkoidose
– Lipidspeicherkrankheiten

Aplastische Anämie   **Panmyelopathie,** KM-Insuffizienz aller drei Zellreihen

Erworben
Idiopathisch   in ca. 50 % der Fälle
Sekundär:
– Infektionen   Hepatitis, Epstein-Barr-Viren, Miliar-Tuberkulose,
– Medikamentös-toxisch   Zytostatika, Antimetaboliten,
(zytotoxisch / allergisch)   Chloramphenicol, Phenylbutazon, Gold, Penicillamin, Thyreostatika, Phenytoin, Chlorpromazin, Chlorpropamid u. a. m.
– Physikalisch-chemisch   Röntgenbestrahlung; Benzol
– bei paroxysmaler nächtlicher Hämoglobinurie   begleitend, vorausgehend oder nachfolgend
– akute aplastische Krise   bei hereditärer Sphärozytose

angeboren
Fanconi Anämie

Pure red cell aplasia
erworben
autoimmune Erkrankung   nur Erythropoiese defizitär
angeboren
Blackfan-Diamond   in ca. 50 % Thymom.

8

Einteilung

Sideroachrestische Anämien

Erworben
– Vitamin B_6-(Pyridoxin-)Mangel
– Bei Bleivergiftung
– Bei Neoplasien
– Medikamentös induziert
Bei myelodysplastischem Syndrom
Begleitend bei Thalassämia minor
Idiopathisch-kongenital

Verschiedene Anämien
Schwangerschaftsanämie (physiologisch)

Renale Anämien
– Erythropoetinmangel, multifaktoriell
Endokrin

– Hypothyreose
– Nebennierenrindeninsuffizienz
Chronische Heptopathien
Schwere Mangelernährung

Weiterführendes

Serumeisen erhöht, Ringsideroblasten im
Knochenmark; Eisenverwertungsstörung

Basophile Tüpfelung der Erythrozyten

Zytostatika, Tuberkulostatika

Hb meist > 10 g/dl, Plasmavolumen ↑;
evtl. begleitend Fe-, Folsäuremangel
Normozytär, normochrom; Niereninsuffizienz

Normozytär, normochrom, wenn nicht auf
Fe-Mangel
TSH
Synacthentest
Multifaktoriell, u. a. Hämolyse
Proteindefizienz, Vitamin-C-Mangel,
Kwashiorkor

Høffbrand AV, Pettit JE, Schmidt RW (1989) Klinische Hämatologie, Sandoz Atlas, Gower • Williams JW et al. (1990) (eds) Hematology, 4th ed., ch 48, McGrawHill.

- Häufigste Anämieform (bei Frauen häufiger als bei Männern)
- Meist gastrointestinaler oder urogenitaler Blutverlust
- Mikrozytär, hypochrom; Ferritin erniedrigt

Einteilung

Chronische Blutung

Gastrointestinal
Hiatushernie, gastroduodenale Ulzera, Gastritis
Karzinome, Darmpolypen
Divertikulitiskrankheit
Colitis ulcerosa, M. Crohn, ischämische Kolitis
Schwere Ösophagitis, Mallory-Weiss-Läsion,
Ösophagusvarizen, -karzinom
Parasiten (z. B. Ancylostoma duodenale)
Angiodysplasien
Meckel-Divertikel

Urogenital

Hypermenorrhöe, Metrorrhagie
Hämaturie bei Harnwegsinfekten und Tumoren
Hämoglobinurie bei Hämolyse

Postoperativ

Gravidität

Laktation

Nutritiv

Verminderte Eisenresorption
Magen-, Darmresektion
Vitamin-C-Mangel
Anazidität des Magens

Blutspender, Aderlaß

Deferoxamin(über)behandlung

Sportleranämie

Weiterführendes
(s. S. 64, 67)

(Okkultes) Blut im Stuhl, Parasiten
Gastroskopie
Endoskopie
Kontrasteinlauf, Koloskopie
Koloskopie
Obere Endoskopie

Nachweis im Stuhl
Endoskopie, Angiographie

Urinstatus (Hämoglobin und Hämo-
siderin im Urin), gynäkologische
Untersuchung; US

Hauptsächlich relative Anämie
bei Dilution

Vegetarier

8

Hoffbrand AV, Pettit JE, Schmidt RW (1989) Klinische Hämatologie, Sandoz Atlas, Gower • Williams JW et al. (1990) (eds) Hematology, 4th ed., ch 48, McGrawHill.

- **Petechien: Einzeleffloreszenzen, stecknadelkopfgroß, flohstichartig ($\varnothing$ 1–5 mm)**
- **Ekchymosen: Flächige Blutungen (Sugillation: münzgroß; Suffusion: großflächig)**
- **Purpura: Multiple Petechien (auch an Meningen und Schleimhäuten)**

Hauptformen

Petechien	Vaskulopathie (Kapillaritis), Thrombopenie v. a. untere Extremität (⬆ venöser Druck)
Ekchymosen	Vorwiegend bei Koagulopathie und Trauma
Palpable Purpura	Leukozytoklastische Vaskulitis (s. S. 94), Meningokokkensepsis
Senile „Purpura"	Ekchymosen an der Extensionsseite der Arme älterer Patienten

▶ **Verhalten der Effloreszenz unter Spateldruck**

Wegdrückbar	Erythem (Vasodilatation)
Nicht wegdrückbar	Purpura (Extravasation von Erythrozyten)

Einteilung und weiterführende Diagnostik

Krankheiten	Vaskulopathie	Thrombopathie	Koagulopathie
Hereditäre Ursachen	Teleangiektasie (Osler) Ehlers-Danlos-Syndrom Kavernöses Hämangiom	Thrombasthenie (Glanzmann) Thrombopathien Thrombozytopenie (s. S. 132)	Hämophilie A und B Von-Willebrand-Faktor-Mangel Mangel anderer Gerinnungsfaktoren
Erworbene Ursachen	Medikamentös-toxisch Parainfektiös Meningokokken Endokarditis Kortikosteroidtherapie Cushing-Syndrom Vitamin-C-Mangel Autoimmune Purpura (Schoenlein-Henoch) Kryoglobulinämie Fettembolie-Syndrom	Thrombozyten-aggregationshemmer Urämie Idiopathische (auto-immune) thrombo-zytopenische Purpura (ITP, M. Werlhof) Paraproteinämien Thrombozytopenie	Antikoagulanzienblutung Fibrinolysetherapie Vitamin-K-Mangel Leberparenchymschaden Disseminierte intravasale Gerinnung Hämolytisch-urämisches Syndrom Thrombotisch-thrombo-zytopenische Pupura (Moschcowitz)
Symptomatik Petechien Rumpel-Leede-Test Ekchymosen Nasenbluten Magen-Darm-Blutung Gelenkblutung ZNS-Blutung Hämaturie (s. S. 72)	++ normal oder ++ + +++ ++ (+)	+++ +++ ++ +++ + ++ ++	(+) ++ ++ +++ + +++
Labor Quick PTT Gerinnungszeit Blutungszeit	normal oder ++	+++	evtl. pathologisch pathologisch pathologisch evtl. pathologisch

Kitchens CS (1984) The purpuric disorders. Semin Thromb Hemost 10 : 172.

● Hämolysezeichen klinisch nicht immer evident
● Am wichtigsten: Retikulozytose und Hyperbilirubinämie

Einteilung

Weiterführendes

Meist normochrom, Hämolysezeichen: Retikulozytose, LDH ↑, positiver Coombs-Test, Haptoglobin ↓, Bilirubin ↑, Serum-Fe ↑; Urobilin ↑, Urobilinogen ↑, freies Hb im Urin ↑ (intravaskuläre Hämolyse)

Korpuskulär, intrinsisch

Kongenital

Sphärozytose — Hereditär; Verlauf in Schüben

Hämoglobinopathien
Thalassaemia major: homozygot
Thalassaemia minor: heterozygot
Qualitative Hämoglobinopathien
– Hb C
– Instabile Hämoglobine — Einschlußkörper

Enzymdefekte
Glukose-6-Phosphatdehydrogenase-(G-6-PD)-Mangel mit Hämolyse bei Medikamenten (u. a. Primaquin, Doxorubizin), bei Favismus, bei Infektionen — X-chromosomal; G-6-PD-Bestimmung
Pyruvatkinasemangel

Elliptozytose, Akanthozytose

Erworben
Paroxysmale nächtliche Hämoglobinurie — Säurehämolysetest (membrandefekte Ec)

Gesteigerter Erythrozytenabbau, extrinsisch

Medikamentös/chemisch — Bei G-6-PD-Mangel stärkere Reaktion unter zahlreichen Substanzen

Mit regelmäßiger Hämolyse (Benzol, Dapson, Phenazetin, Blei, Arsen)
Mit gelegentlicher Hämolyse (Penizillin, Sulfonamide, Chinin, Chinidin, Methyldopa, Mefenaminsäure, PAS, Salazopyrin)

Mechanisch-traumatisch
Marschhämoglobinurie
Sportleranämie
Herzklappenprothesen, Aortenklappenstenose
Mikroangiopathie
– M. Moschcowitz und hämolytisch-urämisches Syndrom — s. Hautblutungen (S. 86)
– Maligne Hypertonie — Fundoskopie, Proteinurie
– Bindegewebserkrankungen — Rheumaserologie, Autoantikörper
– Malignome
– Disseminierte intravaskuläre Gerinnung — Fibrinspaltprodukte, Fibrinogen (Faktor II)

Infektionen
Malaria, Viren — Blutausstrich, Serologien

Immunogene (serogene) hämolytische Anämien

Primär idiopathisch — Wärmeautoantikörper; Kälteagglutinine

Sekundär bei Grundkrankheit — Kälteagglutinine
Infektionen (Mykoplasmen, Lues)
Chronisch-lymphatische Leukämie
Maligne Lymphome inkl. M. Hodgkin
Systemischer Lupus erythematodes
Paraproteinämie
Rheumatoide Arthritis, Periarteriitis nodosa

Transfusion bei Ec-Inkompatibilität

Hypersplenismus — Splenomegalie

8

Hoffbrand AV, Pettit JE, Schmidt RW (1989) Klinische Hämatologie, Sandoz Atlas, Gower • Williams JW et al. (eds) (1990) Hematology, 4th ed., ch 50, 55–71, McGrawHill.

- **Systemische Blutungsneigung**
- **Pathogenese: Thrombozytär, vaskulär oder Koagulopathie**
- **Bedrohlich: Quick-Wert $< 10\%$, Thrombozyten $< 10 \cdot 10^9$/l, $< 10\,000$/µl**

Hauptursachen

++	Thrombozytenstörungen (quantitativ/qualitativ)
++	Vaskulär (erhöhte Gefäßfragilität)
++	Antikoagulation (Kumarine, Heparin), Antiaggregation (Acetylsalicylsäure), seltener Fibrinolyse in therapeutischer Absicht
(+)	Hepatopathien, Vitamin-K-Mangel
(+)	Hereditäre Koagulopathien (Typ Hämophilie)

▶Klinik

Purpura

Suffusionen
Muskel-, Gelenkblutungen
Epistaxis, Schleimhautblutungen

▶Einteilung

Vaskuläre Störungen
Erhöhte Gefäßwandfragiltät
– Essentiell
– Senil-atrophisch
– Hyperkortizismus
– Vitamin-C-Mangel
– Urämie, Dysproteinämie
– Kollagenosen, Amyloidose
Hereditäre hämorrhagische Teleangiektasie
Osler

Vaskulitiden (Purpura Schönlein-Henoch)
Kapillarfragilität bei Ehlers-Danlos-Syndrom

Thrombozytäre Störungen

Quantitativ
Thrombozytopenie
Thrombozytose

Qualitativ
Antiaggregation mit Acetylsalicylsäure
Urämie
Myeloproliferative Erkrankungen
Hereditär
– Thrombasthenie
– Bernard-Soulier-Syndrom
– Von-Willebrand-Krankheit

Diagnostische Elemente

Thrombozyten, Blutungszeit, Rumpel-Leede-Test
Quick; Gerinnungsfaktoren
Gerinnungsfaktoren (Hämophilie)
Quick, Thrombozyten, evtl. Willebrand-Faktor

Weiterführendes

Blutungszeit verlängert, Purpura

Blutungszeit verlängert

(s. S. 132)

Koagulopathien (Gerinnungsstörungen)

Erworben

Medikamentös-therapeutisch
Antikoagulation mit Kumarinen
Antikoagulation mit Heparin
Fibrinolysetherapie

Quick ⬇
Thrombinzeit ⬆
Fribrinspaltprodukte (FSP) ⬆, Fibrinogen ⬇

Hepatisch
Störung der Gerinnungsfaktorsynthese
(schwere Hepatitis, infektiös oder
toxisch, schwere Leberzirrhose)

Quick ⬇, PTT ⬆, Gerinnungsfaktoren ⬇

Vitamin-K-Mangel
Nutritiv
Malabsorption

Quick ⬇

Disseminierte intravaskuläre Gerinnung
Infektionen, Sepsis, Schock, Thrombo-
embolie, Hämolyse, Verbrennung,
ausgedehnte Nekrosen, Leberversagen,
Fruchtwasserembolie, Fettembolie

Fibrinogen ⬇, FSP ⬆, Gerinnungsfaktoren ⬇

Inhibitoren von Gerinnungsfaktoren
Systemischer Lupus erythematodes

Hemmkörper

▶ Hereditär

Gerinnungsfaktormangel
(v. a. Hämophilie A, B)
Von-Willebrand-Krankheit

PTT ⬆, Gerinnungsfaktoren ⬇, Quick ⬇

PTT ⬆, Blutungszeit ⬆; Willebrand-Faktor ⬇

8

Hoffbrand AV, Pettit JE (1989) Klinische Hämatologie, Sandoz, Gower • Williams WJ et al. (eds) (1990) Hematology, ch 152–162, 4th ed., McGrawHill.

Generalisiert

- Vergrößerte Lymphknoten an mehreren auseinanderliegenden Stationen
- Verwechslung mit symmetrischen Lipomen möglich, jedoch sehr selten

Hauptursachen

++++ Maligne Lymphome
+++ Infektionen
+ Verschiedenes

Einteilung

Häufig
Maligne Lymphome (inkl. M. Hodgkin)
Mononukleose
HIV-Infekt (inkl. AIDS)

Weniger häufig
Röteln bei Erwachsenen
M. Bang
M. Waldenström (Makroglobulinämie)
Chronisch-lymphatische Leukämie
Sarkoidose

Selten
Toxoplasmose
Lues Stadium II
Multiple Metastasen
Felty-Syndrom
Angioimmunoblastäre Lymphadenopathie
Medikamentös

Rarität
M. Hand-Schüller-Christian

Weiterführendes

Feinnadelbiopsie, Histologie, Lymphographie

Serologie, p24-Antigen

Hydantoin, PAS

Lokoregionär

- Vergrößerte Lymphknoten an einzelnen Stationen
- Meist entzündliche oder neoplastische Ursachen

Einteilung

Entzündlich
Begleitlymphadenitis bei akuten Infektionen
Alte narbiginduriérte Lymphknoten
Spezifische Entzündungen

Neoplastisch
Lokale Metastasierung
Lymphome Stadium I + II

Weiterführendes

v. a. bakterielle Infekte (Erysipel)
Meist unbedeutend
Tbc, Lues I, Angina, Listeriose, Herpes, sexuell übertragene Krankheiten
Katzenkratzkrankheit, Kawasaki-Syndrom, Leishmaniose

● Histologisch/zytologisch gesichertes Malignom ohne Primärtumor am Ort der Biopsie; keine Tumorlokalisation nach üblichen ersten Abklärungen
● Zu Lebzeiten findet sich Primärtumor in weniger als 30 %

Allgemeines

Die Häufigkeit beträgt 0,5–9 % aller Tumorpatienten. In rund 15 % aller Fälle kann der Primärtumor auch bei einer Autopsie nicht gefunden werden.

Für das Vorgehen stellen sich 2 wichtige Fragen:

1. **Welche Abklärungen führen rasch, sicher und schonend zum Ziel?**
   - Familienanamnese
   - Persönliche Anamnese
   - Klinische Durchuntersuchung
   - Thoraxröntgenbild in 2 Ebenen
   - US Abdomen
   - Labor: Urinstatus, Stuhl auf okkultes Blut; selten Tumormarker
   - Evtl. gynäkoligische, urologische, HNO-Untersuchung, Mammographie

   Neben diesen Basisuntersuchungen aufwendigere Abklärung nur bei entsprechendem Organhinweis angezeigt:
   - Endoskopien
   - CT, MRI
   - Schilddrüsenszintigramm

2. **Welche therapeutischen Konsequenzen ergeben sich, wenn Primärtumor gefunden ist?**
   Die Prognose beim „MUP"-Syndrom ist generell ungünstig: Mediane Überlebenszeit beträgt 3–4 Monate, < 25 % überleben ein Jahr.
   Beste Prognose bei Patienten mit isoliertem Lymphknotenbefall und scheinbaren Lymphomen, die extragonadalen Keimzelltumoren entsprechen.

▶ **Häufigste Erstlokalisation vom MUP:**

Lymphknoten	37,1 %
Lunge	18,6 %
Knochen	12,6 %
Gehirn	9,6 %
Haut	8,9 %
Leber	4,7 %
Pleura	2,3 %
Magen	1,3 %
Peritoneum	1,3 %

Häufigste Primärtumoren bei bestimmter Metastasenlokalisation
(ausgenommen lymphatische oder hämatologische Neoplasien)

Metastase	Möglicher Primärtumor											
	HNO	Schild-drüse	Lunge	Magen-Darm-Trakt	Pankreas	Rektum	Niere (inkl. Keim-zelltumor)	Uro-genital	Ovar	Prostata	Haut	Mamma
Lymphknoten												
– zervikal	■	■	■									
– supraklavikulär			■	■								■
– axillär				■								■
– inguinal							■	■				
– retroperitoneal								■				
Gehirn			■									■
Lunge		■					■					■
Pleura			■						■			■
Leber			■	■	■							■
Aszites				■	■				■			■
Knochen			■				■			■		■
Haut			■								■	■

Jungi WF, Osterwalder B (1990) Schw med Wschr 120: 1273–1279 • Ultmann JE, Phillips TL (1989) In DeVita VT et al. (Hrsg): Cancer, Principles and Practice of Oncology, 3d ed., Lipincott, Philadelphia.

- **Durch Fernwirkungen bedingte Begleiterscheinungen maligner Tumoren**
- **Ätiologisch geklärt die ektope Hormonbildung, diverse andere Wirkungen unklar**
- **Kleinzelliges Bronchialkarzinom am häufigsten für PS verantwortlich**

▶Syndrome mit ektoper Hormonproduktion

Syndrom	Hormon	Tumortyp
Cushing-Syndrom	ACTH	Kleinzelliges Bronchialkarzinom, Inselzelltumor, Bronchialkarzinoide, medulläres Schilddrüsenkarzinom, Thymom
Inadäquate ADH-Sekretion	ADH	Bronchialkarzinom (kleinzellig v. a.), Duodenal-, Pankreaskarzinom, Thymom, Lymphosarkom
Gynäkomastie	Gonadotropin	Bronchialkarzinom, selten Karzinom von Leber, Nebenniere; Disgerminom Ovar
Hyperparathyreoidismus	Parathormon	Karzinom von Niere, Pankreas, Ovar, Plattenepithelkarzinom, Bronchien
Hyperpigmentierung	MSH	Kleinzelliges Bronchialkarzinom
Hyperthyreose	TSH	Chorionkarzinom, Blasenmole, embryonales Hodenteratom
Hypoglykämie	Hormon mit insulinähnlicher Aktivität	Karzinom von Retroperitoneum, Leber
Hypokalzämie	Kalzitonin	Medulläres Schilddrüsenkarzinom, Mammakarzinom, kleinzelliges Bronchialkarzinom
Erythrozytose	Erythropoetin	Hypernephrom, Karzinom von Leber, Uterus; zerebelläre Hämangiome

▶Syndrome mit diversen, z. T. unbekannten Mediatoren
(Cachektin, CSF, Erythropoetin, Interleukine, Polypeptide, Proteine)

8

Syndrom	Tumortyp
Thromboseneigung	Verschiedene Tumoren
Hypertrophe Osteoarthropathie	Karzinom von Bronchien, seltener Ösophagus, Kolon
Polyarthralgie, Polyarthritis, Polymyositis	Karzinom von Ovar, Uterus, Mamma, Magen, Bronchien
Neuropathien (peripher; zerebelläre Degeneration, Demyelinisierung)	Karzinom von Bronchien, Mamma, Ovar; maligne Lymphome
Thrombophlebitis migrans	Verschiedene Karzinome, speziell Pankreas
Thrombozytose	Verschiedene Tumoren
Weniger häufig	
Nephrotisches Syndrom	M. Hodgkin, malignes Lymphom, selten Bronchial-, Kolonkarzinom
Granulozytose	Karzinom von Magen, Lunge, Pankreas; malignes Melanom, Hirntumoren, M. Hodgkin, malignes Lymphom (histiozytär)
Erythrozytose	Hypernephrom, Hepatom, zerebelläres Hämangioblastom
Hyponatriämie durch ANP (atriales natriuretisches Peptid)	Kleinzelliges Bronchialkarzinom
Raritäten	
Acanthosis nigricans	Adenokarzinom, maligne Lymphome
Disseminierte intravaskuläre Gerinnung	Schleimbildendes Adenokarzinom
Hypertrichosis lanuginosa	Bronchialkarzinom
Ichthyosis	M. Hodgkin, malignes Lymphom
Myasthenisches Syndrom (Lambert-Eaton)	Kleinzelliges Bronchialkarzinom
Thrombopenie	Malignes Lymphom

- Immunpathogenetische Entzündungen von Gefäßen (primär oder sekundär)
- Gefäßlumenverengung führt zu Ischämie/Nekrose
- Einheitliche Klassifizierung fehlt (Heterogenität und Überlappungen)

%	Hauptursachen	Gefäß-kaliber	Granulom-bildung
15–25	Bei Kollagenerkrankungen		
10–20	Arteriitis temporalis	Groß	
13	Periarteriitis nodosa	Mittel	–
10–15	Hypersensitivitätsvaskulitis (Leukozytoklastische Vaskulitis)	Klein	
3– 9	Purpura Schönlein-Henoch	Klein	–
3– 9	Wegener-Granulomatose	Verschieden	+
7	Arteriitis Takayasu	Groß	+
3	Kawasaki-Syndrom	Mittel	
2	Granulomatose Churg-Strauß	Verschieden	+
13–17	Andere Vaskulitiden		

Einteilung

Große Gefäße (Arterien und Venen)

Primär
Arteriitis temporalis
(v. a. Patienten > 55 Jahre)
Arteriitis Takayasu (v. a. Frauen < 50 Jahre)

Sekundär
Lupus erythematodes
(v. a. Frauen < 50 Jahre)
Morbus Behçet
Chronische Polyarthritis

Mittlere Gefäße
(v. a. Arterien, seltener Venen)

Primär
Periarteriitis nodosa
Kawasaki-Syndrom
Thrombangiitis obliterans (M. Bürger)

Sekundär
Hepatitis-B-Antigenämie
Andere Kollagenosen

Kleine Gefäße
(Arteriolen, Kapillaren, Venolen)

Primär
Mikroskopische Periarteriitis nodosa
Purpura Schönlein-Henoch
Kutane Vaskulitis

Sekundär
Medikamentös-toxisch

Parainfektiös
Paraneoplastisch
Serumkrankheit
Kryoglobulinämie
Multiples Myelom (M. Waldenström)
Andere Kollagenosen

Verschiedene Kaliber betroffen

Primär
Wegener-Granulomatose

Granulomatose Churg-Strauß

Sekundär
Andere Granulomatosen

Weiterführendes

BSR, CRP, ANCA, Blutbild, Urinstatus, Rheuma- und HBV-Serologie, zirkulierende Immunkomplexe, Histologie, Angiographie

Kopfschmerz, Visusveränderung, Biopsie
der A. temporalis
Veränderung peripherer Pulse, Aortographie

Schmetterlingserythem im Gesicht, ANA,
AK gegen Doppelstrang-DNS
Orogenitale Ulzera, Uveitis, seronegative Arthritis
Morgensteifigkeit, Gelenkschwellung, Rheuma-
knoten

Viszerale-, renale Angiographie, HBV-Serologie
Mukokutanes Lymphknotensyndrom
Mann < 40 Jahre, distale Ischämie, Thrombophlebitis
migrans

HBV-Serologie

Hypersensitivitätsvaskulitis

ANCA, Glomerulonephritis
Palpable Purpura (Gesäß, Beine), Hämaturie, IgA ⬆

Penicillin, Sulfonamide, Phenylhydantoin,
Salizylate, Alkylanzien
Endokarditis, Meningo-, Streptokokken, Salmonellen
Leukämie, Lymphome
Reexposition mit heterologem Serum
IgM-Kryoglobuline
Immunelektrophorese, Knochenmark
Lupus erythematodes, Sjögren-Syndrom

ANCA, befällt obere und untere Luftwege,
Glomerulonephritis
Eosinophilie, Asthma

Wattiaux MJ et al. (1985) Rev Rhum Mal Osteoart 52 : 599 • Hunder GG (1990) Arthritis Rheum 33 : 1065 • Kahn MF et al. (1991) Les maladies systémiques (3. Aufl.) Flammarion, Paris.

- **Überwiegend hereditär bedingte Vermehrung einzelner oder mehrerer Lipoproteine und damit Serumlipide**
- **Genetische Zuordnung häufig problematisch wegen aufwendiger Untersuchungen innerhalb der Familie bzw. Spezialuntersuchungen**

▶ Referenzwerte

90. Perzentile der Normalbevölkerung

30jährige	♂:	6,9 mmol/l
	♀:	6,0 mmol/l
50jährige		8,0 mmol/l

Die bei der Koronarprävention empfohlenen tieferen Grenzwerte sind zur Diagnose von Hyperlipidämien ungeeignet (mit zunehmendem Alter hätten bis 60 % „erhöhte" Werte)

Einteilung

Genotypisch
Ausgedehnte Familienuntersuchungen. Auftrennung der Lipoproteine mittels Ultrazentrifuge, Bestimmung von Apoproteinen. Messung der hepatischen und extrahepatischen Lipoproteinlipase. Rezeptoraktivität an Fibroblasten

Phänotypisch
Fredrickson-Phänotypus I, IIa, IIb, III, IV, V

▶ Häufigkeit und Komponenten

Fredrickson-Typus		Beteiligte Lipoproteine	Vermehrte Lipidfraktion	
			Cholesterin	Triglyzeride
Häufig	Typ IIa	LDL	+++	−
	Typ IIb	LDL, VLDL	+++	+
	Typ IV	VLDL	+	+++
Weniger häufig	Typ V	VLDL, Chylomikronen	+	+++
Selten	Typ III	Chylomikronen-Remnants	++	++
Rarität	Typ I	Chylomikronen	(+)	+++

Klinische Formen
Primäre Hypercholesterinämien

Familiäre Hypercholesterinämie
– Heterozygot, Cholesterin: 9–11 mmol/l

– Homozygot, Cholesterin: 18–20 mmol/l

Polygene Hypercholesterinämie

Familiärer Apo-B-100-Defekt

Familiäre Hyperalphalipoproteinämie
Cholesterinesterspeicherkrankheit

Primäre Hypertriglyzeridämie
Familiäre Hypertriglyzeridämie
– Reine VLDL-Vermehrung; Phänotyp IV
– VLDL ↑ und Chylomikronen ↑; Typ V

Weiterführendes

Mehrheitlich alleinige Vermehrung von LDL-Cholesterin = Typ IIa; weniger häufig zusätzlich Triglyzeride vermehrt = IIb

Häufig (1 : 500)
Sehnenxanthome pathognomonisch (10 % der unter 20jährigen; höheres KHK-Risiko)
Rezeptornegative und Formen mit Rezeptordefekt
Sehr selten (1 : 2 Mio.)
Bereits in Kindheit Xanthome und KHK

Häufigste Form, mittelgradige Cholesterinvermehrung, keine Xanthome
Bestätigung durch Familienstudien

Mäßige Cholesterinvermehrung (LDL-Bindung an Rezeptor gestört)

HDL$_2$ und HDL$_3$ vermehrt; selten KHK
LDL vermehrt, Mangel an Cholesterinesterhydrolase. Hepatosplenomegalie

Häufigkeit 1 : 500, Triglyzeride mäßig erhöht
Seltener; Glukoseintoleranz ist die Regel
Neigung zu Pankreatitis; eruptive Xanthome möglich

9

Klinische Formen

Familiärer Lipoproteinlipasemangel

Familiärer Lipoproteinlipaseinhibitor

Familiärer C-II-Apoprotein-Mangel

Familiärer Mangel an hepatischer Lipase

▶ **Primäre gemischte Hyperlipidämien**

Familiäre kombinierte Hyperlipidämie
Typ IIa: $\frac{1}{3}$; IIb: $\frac{1}{3}$; IV + V: $\frac{1}{3}$

Hyperlipoproteinämie Typ III

Hyper-Apo-β-Lipoproteinämie

Familiärer LCAT-Mangel

Fish-eye disease

Weiterführendes

Rarität (1 : 10 Mio.); starke Vermehrung der
Chylomikronen bereits in der Kindheit

Reine Chylomikronenvermehrung; weltweit selten

Chylomikronen und/oder VLDL stark vermehrt
Neigung zu Pankreatitis

IDL, β-VLDL vermehrt; triglyzeridreiche
HDL-Partikel typisch; 2 Familien bekannt

Heterogene Krankheitsgruppe
Cholesterin und Triglyzeride in wechselndem Ausmaß vermehrt

Häufigkeit ca. 1 : 500; ca. 50 % einer
Familie mit Hyperlipidämie sind betroffen

Häufigkeit ca. 1 : 500
Typisch tuberöse Xanthome und palmare
Striae, Cholesterin und Triglyzeride gleich-
wertig erhöht (um 10 mmol/l); Chylo- und
VLDL-Remnants vermehrt; meist homo-
zygot für Allel E_2

LDL normal, aber LDL-Apo-B erhöht; häufiger
Triglyzeride vermehrt; Neigung zu Atherosklerose
der koronaren, zerebralen und peripheren Arterien

HDL Cholesterin stark vermindert. Korneatrübung,
Anämie, Niereninsuffizienz

HDL-Cholesterin stark erniedrigt; Korneatrübung + +,
Triglyzeride ↑

Thompson GR (1989) A Handbook of Hyperlipidaemia. Current Science Ltd., London.

- Folge bestimmter Krankheiten, hormoneller oder medikamentöser Einflüsse
- Alle Phänotypen wie primäre Hyperlipidämie mit gleichen Konsequenzen möglich
- Unter ambulanten Patienten primäre, unter Klinikpatienten sekundäre Hyperlipidämie häufiger

Einteilung

▶ **Häufig sekundäre Hyperlipidämie**
Alkoholinduzierte Hyperlipidämie
  meist Typ IV, seltener V oder IIb
Nephrotisches Syndrom
  häufigster Phänotyp IIb

Diabetes-Typ II
  überwiegend Typ IV
Diabetes-Typ I
  meist Typ IV
  oft Typ V
Schwangerschaft

Cholestatische Lebererkrankungen
  abnorme Lipoproteine (Lp-X) bei:
  primär-biliärer Zirrhose
  protrahierter Cholestase
Chronische Niereninsuffizienz
  meist Typ IV

Hypothyreose
  nach Häufigkeit IIb, IIa, III, IV
Nach Nierentransplantation
  meist Typ IV, seltener IIb, evtl. IIa

Seltene sekundäre Hyperlipidämien
Immunkomplexhyperlipidämie
  meist Phänotyp IV und V
Polycythaemia vera
  meist Typ IV, seltener II
Malignes Lymphom (Non-Hodgkin)
  gehäuft Typ IV
Seltene Krankheiten mit obligater HL
Sporadische Hyperlipidämie
  systemische Amyloidose, Porphyrie,
  chronische kongenitale Milchsäure-
  azidose, benigne symmetrische
  Lipomatose, lipatropher Diabetes,
  Akromegalie, Sicca-Syndrom

▶ **Iatrogene sekundäre Hyperlipidämien**
Isotretinoin (13-cis-Retinolsäure)
Anabole Steroide
β-Blocker (ohne ISA)

Thiaziddiuretika

Östrogene
Kortikosteroide
Cimetidin

Weiterführendes

Bei 25 % unter mäßigen und großen
Alkoholmengen
Hyperlipidämie integraler Bestandteil des
Syndroms: Cholesterin meist 8–15 mmol/l
Triglyzeride 3–11 mmol/l
Häufigkeit: ♂ 30 %, ♀ 40 %
häufig HDL-Cholesterin vermindert

Bei sog. guter Einstellung in 15 %
unbehandelt oder entgleist (Ketoazidose)
Physiologisch mäßiger Anstieg von Chol-
esterin und Triglyzeriden, Normalisierung
postpartal. Unter Östrogenen:
VLDL ↑, LDL ↑, HDL ↑
Massive Hyperlipidämie. Xanthome möglich,
HDL fehlend

Relativ häufig Triglyzerid ↑ (durch VLDL)
Cholesterin nur leicht ↑, HDL ↓
Dialysierte Patienten in 50 % Hyperlipidämie

Insgesamt dominiert Cholesterinvermehrung
Lipidwerte ↑ bei 60 % nach 3 Jahren
Ursächlich Steroide und Gewichtszunahme
beteiligt

Bei multiplem Myelom, seltener SLE

Hyperlipidämie doppelt so häufig wie bei
Durchschnittsbevölkerung
Sehr niedriges HDL-Cholesterin

Glykogenose Typ I, III, IV
bei seltenen Krankheiten

Häufig Typ IV
Vereinzelt Typ IV
Fraglich echte Hyperlipidämie; diskreter
Triglyzeridanstieg
Diskreter Anstieg von LDL und VLDL;
speziell bei adipösen Männern und Frauen in
der Menopause
Vereinzelt starke Triglyzeride ↑ (VLDL)
Triglyzeride oft stark ↑ (Typ IV), HDL ↓
Chylomikronen vereinzelt massiv ↑ (Typ I)

9

Thompson GR (1989) Handbook of Hyperlipidemia. Current Science Ltd. London • Hartmann G, Staehlin H (1984) Hyperlipidämie, Hans Huber, Bern-Stuttgart-Toronto.

● **Diagnose: erniedrigter Blutzucker (< 2 mmol/l) und**
● **Symptome, welche sich auf Zuckerzufuhr bessern**

▶Pathophysiologie

Die Toleranz für erniedrigte Blutzuckerwerte ist sehr variabel. Die Geschwindigkeit und/oder der Gradient des Blutzuckerabfalls sind wichtiger als der absolute Wert

Frühsymptome (adrenerge Gegenstimulation)	Spätsymptome (neuroglykopenisch):
Herzklopfen, Hautblässe, Schwitzen, Konzentrationsschwäche, Knieschwäche, Sehstörungen (Doppelbilder), Parästhesien	Abnorme Reizbarkeit, Apathie, epileptiforme Anfälle, Lähmungen, zunehmende Bewußtseinstörung bis zum Koma

Einteilung

Reaktive Hypoglykämie (auf Nahrung)
Rasche Magenentleerung
Frühstadium Diabetes mellitus
Idiopathisch
Fruktoseintoleranz
Galaktoseintoleranz

Nüchternhypoglykämie
Medikamente
Alkohol
Leberparenchymschaden
Nebenniereninsuffizienz
Hypophyseninsuffizienz
Hypothyreose
Insulinom
Multiple endokrine Neoplasie Typ I
Intra-/retroperitoneale Fibrome oder Sarkome
Hepatom
Karzinoid
Glykogenose Typ I
McArdle-Krankheit (Glykogenose Typ V)
Hämangioperizytom

Kombinerte reaktive und Nüchternhypoglykämie
Insulinom
Nebenniereninsuffizienz
Insulinantikörper

▶Hypoglykämie bei Diabetikern
Ungenügende Kohlenhydratzufuhr
Übermäßige Dosis Insulin oder orale Antidiabetika
Infektion
Chirurgischer Eingriff
Trauma
Starke körperliche Betätigung
Alkoholabusus
Medikamente
Anpassungsprobleme bei progredienter Niereninsuffizienz oder Leberversagen

Weiterführendes

Meist postprandial
Nach subtotaler Gastrektomie oder Vagotomie

Insulin, Sulfonylharnstoffe, Salizylate

Cortisol Plasma
ACTH, TSH, Gonadotropine
TSH, T_4, Cholesterin

Insulin meist ↓

Insulin Fastentest

Akzidentell oder beabsichtigt

Adrenerge Substanzen

- Gesamte oder partielle Vergrößerung der Schilddrüse
- Normale Schilddrüse (15–20 g) ist nur ausnahmsweise sicht- oder tastbar
- Die Morphologie erlaubt keinen Rückschluß auf die Funktion

% Hauptursachen

%	
60–70	Jodfehlverwertung, Jodmangel (endemische, sporadische Struma)
20	Toxische Struma (M. Basedow, Struma basedowificata, toxisches Adenom)
10	Thyreoiditis
5	Tumor

Einteilung

Dolente Struma
Akute eitrige Thyreoiditis
Subakute Riesenzellthyreoiditis de Quervain
Immunthyreoiditis Hashimoto (auch indolent)
Einblutung in Zysten
Struma Basedow

Indolente Struma
Jodmangelkropf
Struma Basedow (Hyperthyreose)

Toxisches Adenom
Struma maligna (evtl. Schmerzausstrahlung)
Schilddrüsenmetastase

Weiterführendes
TSH, T_3, T_4

Blutbild, BSR ⬆; Punktion
BSR ⬆, Radiojoduptake (^{123}I, ^{131}I) ⬇
Schilddrüsenantikörper
US, Punktion
Schilddrüsenantikörper, Schwirren bei
Auskultation

Schilddrüsenantikörper, Schwirren bei
Auskultation
Szintigraphie
Punktion
Punktion, Szintigraphie

Klinische Größeneinteilung[a]

Stadium I	Schilddrüse tastbar, nur bei Reklination des Kopfes sichtbar
Stadium II	Auch ohne Reklination des Kopfes sichtbar
Stadium III	Sehr große Struma

[a] Unterscheidung zwischen Struma, Halslymphomen und großen Adenomen (auch der Parathyreoidea)
erfolgt durch die Verschieblichkeit der Schilddrüse beim Schluckakt.

▶Untersuchungsstrategie mit Laborparameter (TSH, T_3, T_4)

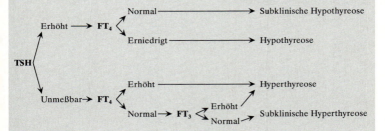

Caldwell G et al. (1985) Lancet I : 1117.

- **Neuromuskuläre Übererregbarkeit**
- **Leitsymptome: Schmerzhafte tonische Muskelkontraktionen, Parästhesien**
- **Für die Auslösung einer Tetanie: Alkalose und Hypokalzämie wichtig**

Hauptursachen

+ + +	Hyperventilation
+	Urämie

Klinische Tetaniezeichen

Latente Tetanie (häufiger)
Chvostek-Zeichen (Beklopfen des Fazialis vor dem Gehörgang: Zuckungen im Ausbreitungsgebiet), Trousseau-Zeichen (Handkrämpfe nach Oberarmkompression mit Blutdruckmanschette)

Manifeste Tetanie:
Muskelkrämpfe der Hände (Pfötchenstellung), der Füße (Equinovarusstellung), der mimischen Muskulatur (Karpfenmund)

► Einteilung

Mit Normokalzämie

Häufig
Hyperventilationstetanie — Anamnese, Rückatmungsversuch
Hypochlorämie — Bei rezidivierendem Erbrechen
Magnesiummangel

Weniger häufig
Idiopathische Tetanie
Hirntumor
Schädel-Hirn-Trauma
Intoxikationen — Strychnin

► Mit Hypokalzämie

Häufig
Parathyreoprive Tetanie — Anamnese, Zustand nach Thyreoidektomie
Chronische Niereninsuffizienz — Nierenparameter
Malabsorptionssyndrome — Stuhlfette, Quick, Albumin

Weniger häufig
Primärer Hypoparathyreoidismus — Parathormon
Pseudohypoparathyreoidismus
Vitamin-D-Mangel
Pankreatitis

Selten
Rachitis
Zystinose
M. Ménétrier
Oxalat-, Zitratinfusion — Bei Plasmapherese
Familiäre Hypokalzämie — Latente Tetanie, Kalzifikation der Basalganglien

Weiterführendes

- Primär eine Röntgendiagnose
- Rarefizierung gegenüber physiologischer Altersatrophie stärker ausgeprägt (= Osteoporose)
- Skelettrarefizierung mit regelrechter Verteilung von Grundsubstanz und Mineralanteil (= Osteopenie)
- Frakturen bei $\frac{1}{3}$ der ♀ über 65 Jahre mit Osteoporose v. a. Femurhals, Wirbelsäule

%   Hauptursachen

%	
95	Primäre (postklimakterische) Osteoporose
5	Sekundäre Formen mit bekannter Ursache

Einteilung

▶ **Primäre Osteoporose**
Postmenopausal
Senil/altersbedingt

▶ **Sekundäre Osteoporose**
Steroidtherapie
Cushing-Syndrom
Immobilisierung

Rheumatische Erkrankungen

Chronisch kalziumarme Ernährung
Hypogonadismus
Anorexie
Amenorrhöe im Leistungssport
Hyperthyreose
Äthylismus
Malabsorption, Malnutrition
Vitamin-C-Mangel
Schwerelosigkeit
Akromegalie
Schwangerschaft
Turner-Syndrom

Osteoporose unbekannter Ätiologie
Iuvenile Osteoporose
Osteogenesis imperfecta
Homozystinurie
Medikamentös

Weiterführendes

aPh, Serumkreatinin, Ca^{++}, Phosphor;
evtl. Densitometrie; serielle Messung der
Körperlänge

Familiär gehäuft

> 1 Jahr 7,5 mg Prednisonäquivalent/Tag
Kortisol-, ACTH-Bestimmungen
> 1–2 Monate, teilweise reversibel (lokalisierte und generalisierte Osteoporose)
Kombination von Steroidtherapie und
Immobilisierung
z. B. bei Laktoseintoleranz (Milch!)

Schilddrüsenparameter
MCV, γ-GT
Albumin, Ca^{++}, Quick, Vitamin B_{12}

Astronauten

Blaue Skleren

Heparin, Zytostatika

10

Gallagher JC (1990) Bone and Mineral 9 : 215–227 • Compston JE (1990) Clin Endocrinology 33 : 653–682 • Christiansen C (ed) (1991) Am J Med 91 : 5B • Dambacher MA (1992) in Siegenthaler W et al. (ed) Lehrbuch der Inneren Medizin, Kap 7, p 580, 3. Aufl., Thieme.

- **Fixierte, ausgeprägte dorsal konvexe Krümmung der Wirbelsäule (WS) bzw. eines WS-Teils**
- **Krankhafter „Rundrücken"; bei scharfer Krümmung: Gibbus**

Hauptursachen

Haltungsbedingte/degenerative Kyphosen (eher milde Formen)
Senile Osteoporose
Wirbelkörperkompressionsfrakturen diverser Ursachen
Entzündliche Spondylitis
Tumoren/Metastasen

Einteilung

▶ **Haltungsbedingt**

Degenerative Alterskyphose

M. Scheuermann

Metabolisch
Senile Osteoporose
Osteomalazie

Posttraumatisch und postoperativ
Kompressionsfraktur
Selten nach Tetanus

Entzündlich
Infektiös. Spondylitis (Tbc, Salmonellen, Brucellen)
Ankylosierende Spondylitis (M. Bechterew)

Kongenitale Anomalien
Skelettdysplasie
Wirbelkörper-Anlagestörung
Myelomeningozele

▶ **Tumoren**
Benigne Tumoren
Maligne Tumoren inkl. Plasmozytom
Metastasen

Selten
Postaktinisch
Neuromuskuläre Erkrankungen

Weiterführendes
WS-Rö, CT, Photodokumentation

Krankhaft fixierte Haltungsanomalie

Degenerative WS-Veränderungen (s. auch metabolisch), meist mild, ohne Schmerzen, funktionell nur teilweise fixiert

s. Osteoporose (S. 101), Deckplatteneinbruch, Fischwirbel, Wirbelkörperzusammensinterung

Anamnese

Bakteriennachweis: Blutkulturen, Serologie; Histologie
Rheumaserologie negativ; HLA-B27 meist positiv; Männer viel häufiger als Frauen (Prävalenz 1 %)

CT, Myelographie, Biopsie

Paraproteinämie, Knochenmarkausstrich

Dee R (ed) (1989) Principles of Orthopaedic Practice, Vol II, p 861 ff, McGraw Hill • Adams JC (1982) Outline of Orthopaedics, ch 14, Springer.

- **Lordose: Ausgeprägte konvexe Wirbelsäulenkrümmung nach vorn**
- **Spondylolyse: Lendenwirbelkörperdefekt in der Pars interartikularis (Inzidenz 5 %);
  häufiger Grund für Rückenschmerzen bei Kindern**
- **Spondlylolisthesis: Lendenwirbelkörperverschiebung nach vorn**

Einteilung

▶ Lordose
Haltungsbedingt
Sekundär bei Thorakalkyphose
Kongenital
– Wirbelkörperanlagestörung
– Wirbelkörpersegmentationsstörung
  (posterior)
Nach Laminektomie
Bei Hüftkontraktur
Bei neuromuskulären Erkrankungen

Spondylolyse

Spondylolisthesis
Spondylolyse als Prädisposition
Am häufigsten Wirbelbogengelenkarthrose
mit Gelenkknorpeldegeneration
Traumatisch
Kongenital

Weiterführendes
Rö, Schulterfunktion

Kompensatorisch lumbal

Häufig nach langdauerndem, intensivem
Sport

Nicht immer Schmerzen, stärker beim Stehen

10

Adams JC (1982) Outline of Orthopaedics, ch 14, Springer • Dee R (ed) (1989) Principles of Orthopaedic Practice, Vol II, p 861 ff, McGraw Hill.

- **Seitliche Wirbelsäulenverkrümmung**
- **Nicht selten kombiniert mit Kyphose/Lordose**
- **Deformation meist einziges Symptom, selten Schmerzen**

Hauptursachen

++ Nichtstrukturelle Skoliose (haltungsbedingt)

+ Strukturelle Skoliose (bekannte Grundkrankheit, am häufigsten Poliomyelitis, kongenital, Neurofibromatose)

Einteilung	Weiterführendes
	Rö WS, Photodokumentation
▶ Nichtstrukturelle Skoliose	
Haltungsbedingt	
Nervenwurzelreizung (passager)	Reflektorische muskuläre Verspannung
Beinlängendifferenz	Kompensatorisch, zu Beginn reversibel
Strukturelle Skoliose	
Idiopathisch (Inzidenz: 2–4%)	90% linkskonvex, meist milder Verlauf
Neuromuskulär	
Poliomyelitis, andere Viren	
Zerebralparese, Syringomyelie	
Muskeldystrophien, z. B. Typ Duchenne, Schulter-	CK, EMG, Muskelbiopsie
gürtelform, fazioskapulohumerale Form	
Spinozerebelläre Degeneration: Friedreich-Ataxie,	
Charcot-Marie-Tooth-Krankheit	
Spinale Muskelatrophie	
Myelomeningozele	
Kongenital	
Wirbelkörperanlagestörung, z. B. Halbwirbel	Bei 50% der Patienten deutliche
Wirbelkörpersegmentationsstörung (lateral)	Skoliosezunahme; v. a. thorakal
Neurofibromatose	Multiple Fibrome
Traumatisch	
Fraktur, Dislokation, Deckplatteneinbruch	Rö, CT
Postoperativ	
Nach Laminektomie, Thorakoplastik	
Metabolisch	
Rachitis	
Iuvenile Osteoporose	
Mesenchymal	
Marfan-, Ehlers-Danlos-Syndrom	Aspekt, überdehnbare Gelenke
Homozystinurie	Nachweis im Urin
Postaktinisch	
Weichteilkontrakturen (narbig)	
Nach Verbrennungen, nach Pleuraempyem	
Osteochondrodystrophien	
Tumoren und Infektionen	CT, Szintigraphie
(Wirbelsäule und Rückenmark)	
Rheumatische Erkrankungen	

Adams JC (1982) Outline of Orthopaedics, ch 14, Springer • Dee R (ed) (1989) Principles of Orthopaedic Practice, Vol II, p 861 ff, McGraw Hill.

- Besonderer Typ transitorischer Verwirrtheit mit akutem Beginn
- Auch als exogener Reaktionstyp oder symptomatische Psychose imponierend
- Schwere Desorientiertheit bei gesteigerter Vigilanz und verstärkter Reaktion auf äußere Reize (Erregung, Agitiertheit)

Hauptursachen

Schwere ZNS- und Allgemeininfektionen
Hypoxie, postoperativ, posttraumatisch
Exogene Noxen (Alkohol, Medikamente)

Einteilung

Affektionen ohne fokale Zeichen und mit normalem Liquor

Schwere Pneumonien

Sepsis

Thyreotoxikose

Postoperativ

Nach Kommotio

Nach Hypoxie

Steroid- oder ACTH-Medikation
Verschiedene metabolische Enzephalopathien

Typhus abdominalis
Rheumatisches Fieber

Neurologische Erkrankungen mit fokalen Zeichen und/oder pathologischen Liquor

Akute bakterielle Meningitis (▶ Tbc)

Virusenzephalitis, inkl. HIV

Subarachnoidalblutung

Contusio cerebri

Vaskulärer Insult

ZNS-Tumor

▶ Exogene Noxen

Alkoholentzug

Barbituratentzug

Postkonvulsives Delirium

Medikamente

Toxische Substanzen

Weiterführendes

Blutkulturen, v. a. Streptokokken
Schilddrüsenparameter, Klinik

Zustand nach Reanimation

Hypoglykämie, metabolische Azidose, Urämie, Leberkoma

LP, Gram- und Ziehlpräparat

v. a. Temporallappen, kranialer Hirnstamm
v. a. Temporallappen, kranialer Hirnstamm

Delirium tremens

Amphetamine, Atropin, Benzodiazepine, Bromide, Koffein, Ergotamin, Kampfer, Scopolamin, Drogenmischungen

Methylalkohol, organische Phosphate, Paraldehyd, Schwermetalle

11

Harrison's Principles of Internal Medicine, 12. Aufl Kap 31, 32. MacGraw Hill (1991), New York.

● Intermittierende Schmerzen an charakteristischen Durchtrittsstellen peripherer Nerven
● Begleitend Parästhesien, Hyperästhesie, Hypästhesie; Dysästhesie möglich
● Für Diagnose Anamnese und Klinik entscheidend, evtl. paraneurale Infiltration

Einteilung

▶ Untere Extremität

Fuß
Interdigitalnerv (sog. Morton-Neurinom)
ENTR zwischen Strahl III/IV
Plantarnerven
ENTR bei Eintritt in plantar-medialen
Fußrand
N. tibialis posterior (Tarsaltunnelsyndrom)
ENTR unter Mallelolus medialis
N. peronaeus profundus
ENTR im Endabschnitt des Fußrückens

Bein/Fibulaköpfchen
N. peronaeus communis
ENTR am Fibulaköpfchen

Piriformissyndrom
Teil des N. ischiadicus betroffen,
ENTR am M. piriformis

Bein
N. ileoinguinalis
ENTR im Bereich der Spina iliaca anterior
superior (Bauchmuskulatur)
N. cutaneus femoralis lateralis (Meralgia
parästhetica)
ENTR Spina iliaca anterior superior

▶ Obere Extremität

Karpaltunnelsyndrom
N. medianus

N. ulnaris
ENTR bei Eintritt Rist in die Hand

N. ulnaris Ellbogen
ENTR in Cubital-Tunnel

Weiterführendes

Schmerz metatarsal, Richtung Zehe II
und IV
Schmerz Fußsohlen und Zehen

Schmerz Fußsohle und Zehen

Schmerz Großzehe/Mittelfuß

Schmerz lateraler Unterschenkel/Fuß;
Schwäche Fußgelenk

Schmerz ischialgiform

Leistenschmerz

Schmerz und Parästhesien ventraler und
seitlicher Oberschenkel

Schmerz, Parästhesien, Anästhesie
Digitus I-III (v. a. Ruhe-/Nachtschmerz)
Sensibilitätsstörungen, evtl. Schwäche
Digitus IV und V
Schmerz von Ellbogen gegen Hand,
Taubheit Digitus V und Hand medial,
Schwäche der Fingerabduktion

Kopell HP, Thompson WAL (1963) Peripheral Entrapment Neuropathies. William and Wilkins, Baltimore •
Dawson DM (1993) NEJM 329 : 2013.

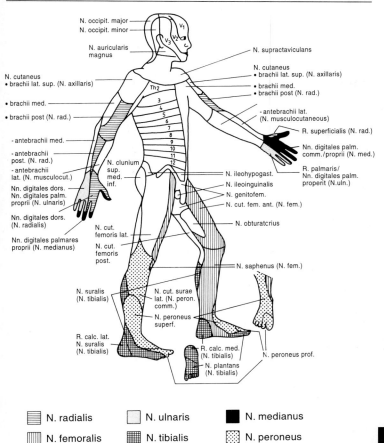

N. occipit. major
N. occipit. minor
N. auricularis magnus
N. supractaviculans
N. cutaneus
• brachii lat. sup. (N. axillaris)
• brachii med.
• brachii post (N. rad.)
N. cutaneus
• brachii lat. sup. (N. axillaris)
• brachii med.
• brachii post (N. rad.)
- antebrachii lat. (N. musculocutaneous)
R. superficialis (N. rad.)
- antebrachii med.
Nn. digitales palm. comm./proprii (N. med.)
- antebrachii post. (N. rad.)
R. palmaris/ Nn. digitales palm. properit (N.uln.)
- antebrachii lat. (N. musculocut.)
N. clunium sup. med. inf.
N. ileohypogast.
N. ileoinguinalis
N. genitofem.
N. cut. fem. ant. (N. fem.)
Nn. digitales dors. Nn. digitales palm. proprii (N. ulnaris)
Nn. digitales dors. (N. radialis)
Nn. digitales palmares proprii (N. medianus)
N. cut. femoris lat.
N. cut. femoris post.
N. obturatcrius
N. saphenus (N. fem.)
N. suralis (N. tibialis)
N. cut. surae lat. (N. peron. comm.)
N. peroneus superf.
R. calc. lat. N. suralis (N. tibialis)
R. calc. med. (N. tibialis)
N. plantans (N. tibialis)
N. peroneus prof.

Th2
3 4 5 6 7 8 9 10 11 12

▤ N. radialis   ▢ N. ulnaris   ■ N. medianus

▥ N. femoralis   ▦ N. tibialis   ▦ N. peroneus

11

- Für normalen Gang sind die visuelle Information, die labyrinthäre Funktion und erhaltene Tiefensensibilität wichtig
- Die Erkennung von Gangstörungen ist mehrheitlich eine klinische „Blickdiagnose"

Einteilung

Hinken

Seniler Gang/Gangunsicherheiten
evtl. Kombination von Frontallappen- und Basalganglliendefekt, Hydrozephalus

Parkinson-Gang

Hemiplegiker-Gang

Zerebellärer Gang
Multiple Sklerose, Tumor und Infarkt des Kleinhirns, chronischer Alkoholismus, Benzodiazepine (Überdosierung)

Watschelgang
Progressive Muskeldystrophie, Hüftgelenksdysplasie (-luxation), Coxa vara, Läsion des M. glutaeus maximus, Symphysensprengung

Sensorische Ataxie
Tabes dorsalis, Polyneuropathie, multiple Sklerose (dominierender Befall der Hinterstränge)
Friedreich Ataxie

Stepper- oder Pferdegang
Poliomyelitis, progressive spinale Muskelatrophie, einseitig bei Kompression des N. peronaeus am Fibulaköpfchen und beim Tibialis-anterior-Syndrom

Athetotischer Gang
Kongenitale Athetose, Chorea Huntington

Hysterischer Gang

Weiterführendes

Bei jeglichem belastungsabhängigem Schmerz im Bereich eines Beines, bei Paresen, Fußdeformitäten, Beinverkürzungen, Ischiassyndrom, Claudicatio intermittens

Langsame, vorsichtige Gangart des alten Menschen „à petits pas" (kleinschrittig), in mehr oder weniger gebückter Haltung

Kleinschrittig, schleppend, Füße kaum abgehoben, unwillkürliche Beschleunigungen, Pro- und Retropulsion, fehlende Mitbewegungen und Mimik

Befallenes Bein meist steif, Fuß wird nachgeschleift, Zirkumduktion typisch, gleichseitiger Arm schwingt nicht mit

Breitbeinig, wacklig, ungleichmäßig, nach der Seite taumelnd; Unsicherheit stärker bei raschem Aufstehen oder plötzlichem Stopp. Strichgang unmöglich

Schritte regelmäßig, etwas unsicher, alternierende seitliche Rumpfbewegungen, Hüfte übertrieben angehoben

Gang breitbeinig, unsicher, unregelmäßig, Stampfen mit den Füßen, Beine höher als notwendig angehoben.

Gestörte Tiefensensibilität

Schlaffes Herabhängen des Fußes, Bein abnorm hoch abgehoben, klatschendes Geräusch beim Aufsetzen der Füße, typisch für Parese der prätibialen und peronäalen Muskulatur

Gang langsam, unbeholfen, verkrampft, Fuß z. T. übermäßig flektiert, evtl. invertiert. Oft groteske Haltung der Arme, Seitneigung des Kopfes

Teils monoplegie- teils hemiplegieartig, Fuß jedoch vom Boden nicht abgehoben, sondern nachgezogen, keine Zirkumduktion

Gilman S (1991) Harrison 12 Ed. MacGraw Hill 169.

HEMIPARESE

- Unvollständige, überwiegend motorische Halbseitenlähmung mit variablem Befall von Bein, Arm und Fazialis
- In über 90 % der Fälle sind vaskuläre Prozesse die Ursache

% Hauptursachen

%	
65	Hirninfarkte
25	Hirnblutungen (intrazerebral, subarachnoidal)
10	Andere

Einteilung

▶ Ischämische Insulte
Thrombose intrazerebraler Gefäße
Thrombose der A. basilaris
Thrombose der A. carotis
Embolien

Blutungen
Ruptur eines intrazerebralen Gefäßes
Subarachnoidalblutung (Aneurysma)
Arteriovenöse Mißbildung
Angiom

Hypoperfusion
Akuter Blutdruckabfall
Alkoholexzeß

Verschiedenes
Tumoren inkl. Metastasen
Postiktale Hemiparese
Migraine accompagnée
Hirnabszeß
Echinokokkus, Zystizerken
Multiple Sklerose
Schwere Hypoglykämie
Aneurysma dissecans der A. carotis interna
Venöse Thrombosen (v. a. der Sinus)

Weiterführendes
Schädel-CT, MRI, Angiographie

80 % thrombotisch bedingt

US Doppler-Duplex

60 % mit Hypertonie
▶ Koagulopathie

z. T. transitorisch

Reversibel

Ovulationshemmer. Vaskulitis, allgemeine Hyperkoagulabilität, nach Schädeltrauma, fokale Infekte (Sinusitis, Otitis), Schwangerschaft

11

- Völlige Bewußtlosigkeit von längerer Dauer
- Substrat ist die Formatio reticularis (Hirnstamm)
- Quantifizierung mittels Glasgow Coma Scale

Einteilung

▶ Hirnstammaffektion
Infarkt
Blutung
Tumor
Abszeß
Kleinhirnprozeß (Blutung, Infarkt)

Hirnstammkompression
(durch Hemisphärenprozeß)
Hemisphäreninfarkt
Intrazerebrale Blutung
Subduralhämatom
Epidurales Hämatom
Aquäduktstenose mit Hydrozephalus
Verschluß des Foramen Monroi mit
Hydrozephalus
Hirnabszeß
Hirntumor
Metastasen

▶ Sogenannt metabolisches Koma
(Keine anatomische Beeinträchtigung des
Hirnstammes)

Metabolisches Koma im engeren Sinn
Medikamentenintoxikation
Hypoglykämie
Hyperglykämie
Hyperosmolares Koma
Urämisches Koma
Hepatisches Koma
Hypernatriämie
Hyperkalzämie
Hypothyreotes Koma
Nebenniereninsuffizienz
Hypophysäre Insuffizienz
Laktazidose
Respiratorische Insuffizienz (Hyperkapnie)

Metabolisches Koma im weiteren Sinn
Enzephalitis
Meningitis
Zerebrale Malaria
Hypertensive Enzephalopathie
Hypoxie (Schock, Asphyxie)
Subarachnoidalblutung
Epilepsie
Contusio cerebri
Hyperthermie (Hitzschlag)
Reye-Syndrom
Wernicke-Enzephalopathie
Jacob-Creutzfeldt-Enzephalopathie
Basilarismigräne
Lupusvaskulitis

Weiterführendes

Befunde: Pupillenreaktion anormal, Augenmotorik gestört, Hirnnervenausfälle, Atmung beeinträchtigt, Symptome der langen Bahnen beidseits. Untersuchungen: CT, MRI evtl. Vertebralisangiographie

Befunde: Papillenödem (nicht obligat), Halbseitensymptome, evtl. gestörte Pupillenreaktion, evtl. gestörte Atmung, Symptome der langen Bahnen, evtl. Okulomotoriusparese. Untersuchungen: CT, MRI

Befunde: Pupillenreaktion normal, Augenmotorik normal oder gestört, Atmung deprimiert oder Cheyne-Stokes-Atmung, symmetrische Extremitätenzeichen, meist hypoton. Untersuchungen: Anamnese (Drittpersonen), Drogenscreening, Metaboliten, Elektrolyte, Blutgase, LP. Diagnostisches CT bei Subarachnoidalblutung, Herpesenzephalitis

Opiate, Hypnotika, Sedativa
gelegentlich fokale Ausfälle

BZ, Na
Kreatinin, Harnstoff-N
Ammoniak, Leberparameter

TSH, T_4
Na, K, Cortisol
ACTH, TSH, Gonadotropine
vgl. S. 170
Blutgase

LP
Blut: dicker Tropfen

Weatherall DJ, Ledingham JGG, Warrell DA (ed) (1987) Oxford Textbook of Medicine, 2nd edition, Oxford University Press.

- **Plötzlich auftretende, unwillkürliche Muskelkontraktionen, transitorisch, oft mit Bewußtseinsstörung**
- **Für Epilepsie typisch: Zungenbiß, Schaumbildung vor dem Mund, Urinabgang, Apnoe (Grand-Mal-Typ)**
- **Krampfanfälle sind eine Reaktionsform des Gehirnes auf verschiedenste endogene und exogene Reize**

Gelegenheitskrampf in der Regel einmaliges Geschehen	▶ **Unterteilung nach:** **Ablauf**	klonische tonische kombinierte Form
Epilepsie im engeren Sinn repetitive Krampfanfälle	**Lokalisation**	fokale generalisierte

Einteilung

Häufigste Ursachen epileptischer Anfälle (nach Alter)

10–25 Jahre
Idiopathische Epilepsie: Komplexe fokale Anfälle, Grand-mal-Anfälle
Residualepilepsie (frühkindlicher Hirnschaden)
Trauma
Angiom, arteriovenöse Mißbildung
Infektion des ZNS

25–60 Jahre
Idiopathische Epilepsie
Chronischer Alkoholismus
Residualepilepsie
Migraine accompagnée
Hirntumoren
Enzephalitis, Vaskulitis

> 60 Jahre
Zerebrovaskuläre Insulte (30 %)
Tumoren (18 %; davon $\frac{1}{3}$ Metastasen)
Toxisch-metabolisch (18 %)
Trauma (9 %)
Atrophie (4 %)
Diverse und unklare (21 %)

Ursachen von Gelegenheitskrämpfen
Hypoglykämie
Hitzschlag
Überwässerung
Urämie
Leberkoma
Hypoxie
Aderlaß (Hypovolämie)
Tetanie: Hypoparathyreoidismus

Auslösung durch Medikamente
Entzug von

Überdosierung von
Intravenöse Gabe von
Abusus von
In therapeutischer Dosierung durch

Weiterführendes

EEG, CT

Angiographie
LP

Ca, Na

Meist iatrogen

Antikonvulsiva, Benzodiazepine (v. a. Triazolam), Barbituraten, Opiaten
Phenytoin, Isoniazid, Acetylsalicylsäure
Aminophyllin, Penicillin, Lidocain
Heroin, Kokain, LSD
Neuroleptika, trizyklische Antidepressiva, Amphetamin, Ephedrin, Kortikosteroide, Disulfiram, Koffein, Strychnin

11

Berlit P (1992) Memorix Spezial Neurologie, VCH • Henny C et al. (1990) Schweiz med Wschr 120 : 787.

- **Isolierte Parese einer Gliedmasse (Arm, Hand, Bein, Fuß)**
- **Ausfall bestimmter Hirnnervern ebenfalls als Monoparese bezeichnet (N. abducens, facialis)**
- **Allmählich auftretende Paresen häufiger als akute; mehrheitlich mit Schmerz einhergehend**

Hauptursachen

Diskushernie
Kompressions-Syndrome (Rückenmark, Plexus)
Cerebrovaskulärer Insult
Hirntumor
Traumen (Cortex, RM, peripherer Nerv)

Einteilung

Armlähmung

▶ **Allmählich einsetzende Lähmung**
Hirntumor:
  Meningeom
  Intrazerebraler Tumor
HWS-Schäden:
  Diskushernie
  Spondylose (Wurzelläsion)
Meningoradikulitis, Lyme disease
Herpes zoster Schulter-/Armbereich
Armplexuschäden:
  Skalenussyndrom
  Kompression durch Tumor/Metastase
  Aktinisch nach Bestrahlung
Amyotrophe Lateralsklerose
Akinetischer Hemiparkinsonismus
Chronische Kompression peripherer Nerven
Psychogene Armparese
Syringomyelie Halsmark
Wurzelneurinom

▶ **Akut einsetzende Lähmung**
ohne Trauma:
  Zerebrovaskulärer Insult
  Akute zervikale Diskushernie
  Armplexusneuritis
  Periarthritis humeroscapularis
mit Trauma:
  HWS-Verletzung (Wurzelläsion,
  intramedulläre Blutung)
  Armplexusparese (Druckparese)
  Schädel-Hirn-Trauma
  Humeruskopffraktur/-luxation
  Rotatorenmanschettenruptur
  Isolierte Paresen N. radialis/medianus/
  ulnaris

Weiterführendes

**Rö CT evtl. MRI Schädel, ev.
Hals-Wirbelsäule**

Pyramidenzeichen, keine Sensibilitätsstörung
N. olfactorius-Beteiligung
Fokale Läsion Gyrus praecentralis

Radikuläre Ausfälle

Zeckenbiß in ca. 50 % unbemerkt; Serologie
Spätschädigung

Plexuskompression durch Halsrippe
Pancoast-Tumor; Mammakarzinom

Rein motorisch; Faszikulationen
Initialstadium
Teillähmung entsprechend
Atrophie fehlt
Dissoziierte Senibilitätsstörung

Meist N. facialis mitbeteiligt
Immer Torticollis vorausgehend
z. T. nach febrilem Infekt
Pseudoparese

Nach abnormer Lagerung (Narkose, Koma)
Kontusion Gyrus praecentralis
Rö Schultergelenk; Arthroskopie
Pseudoparese
Entsprechende sensible und motorische
Ausfälle

Mumenthaler M (1988) Klinische Untersuchung und Analyse neurologischer Syndrome, Thieme Stuttgart–New York • Oxford Textbook of Medicine, 2nd edition. Oxford Medical Press (1987).

MONOPARESE (MONOPLEGIE) BEIN

Einteilung
Beinlähmung

▶ **Allmählich einsetzende Lähmung**
Multiple Sklerose

Beinplexusläsion:
  Tumoren weibl. Genitale, Rektum, Niere
  Malignes Lymphom
  Aktinisch nach Rö-Bestrahlung
  Aortenaneurysma
  Retroperitoneale Fibrose
Rückenmarkkompression
  Maligne Tumoren
  Wirbelkörpermetastasen, Myelom
  Thorakale Diskushernie
Intraspinale Tumoren
  Neurinom, Ependymom
  Maligne Tumoren, Metastasen
Hirntumor (Menigeom, intrazerebral)
Psoasblutung (Kompression N. femoralis)
Druckschädigung N. peronaeus
  Syringomyelie
Amyotrophe Lateralsklerose

▶ **Akut einsetzende Lähmung**
ohne Trauma:
  Lumbale Diskushernie

  Zerebrovaskulärer Insult
  Intrazerebrale Blutung
  (Tumor, Koagulopathie)
  Retroperitoneales Hämatom
  Druckparese N. peronaeus
  Piriformis-Syndrom
  Poliomyelitis
  Ischämie des Rückenmarks
  Psychogen, Hysterie

mit Trauma:
  Schädel-Hirn-Trauma (Kontusion)
  HWS-/BWS-/LWS-Verletzung
  Diskushernie traumatisch lumbal
  Rückenmarkkompression

Weiterführendes

Scheinbare Monoparese. Andere Ausfälle suchen
Gemischt motorisch-sensible Ausfälle
Verschiedene Segmente, CT Abdomen

Dissoziierte Sensibilitätsstörung der Gegenseite

Gyrus präcentralis, Mantelkante
Teillähmung. Hämophilie, Koagulopathie
Fall-Fuß, spontan oder bei Anorexia mentalis
Dissoziierte Sensibilitätsstörung
Rein motorisch. Faszikulationen

Vorausgehend oder begleitend vertebrales Syndrom
A. cerebri anterior Ischämie
Maligne Hypertonie, Hämophilie

Koagulopathie
Ganglion Tibiofibulargelenk
Vgl. Entrapment Syndrome S. 106
Rein motorisch
A. spinalis Syndrom, öfter Paraparese
Ohne Atrophie

Spastische Monoparese

11

Mumenthaler M (1988) Klinische Untersuchung und Analyse neurologischer Syndrome, Thieme Stuttgart–New York • Oxford Textbook of Medicine, 2nd edition. Oxford Medical Press (1987).

● Sensibilitätsstörung in Form subjektiver Mißempfindungen (wenn unangenehm: Dysästhesie)
● Am häufigsten Taubheitsgefühl, Einschlafgefühl, Ameisenlaufen, Kribbeln, Brennen

Ort der Entstehung

Unbekannt
Periphere Nerven
Nervenwurzeln
Hinterstränge
Sensibler Kortex

Einteilung

Hauptursachen

▶ **Transitorisch**
Hyperventilation
Raynaud-Phänomen (s. S. 55)
Hypoglykämie (inkl. Insulinom)
Klimakterium
Schwangerschaft
Epileptische Aura
Migräne
Zustand nach Erfrierung

Seltener
Apoplektische Prodrome
Phäochromozytom
Spinale Durchblutungsstörung
Brachialgia paraesthetica nocturna

▶ **Permanent**
Polyneuropathie
Multiple Sklerose
Urämie
Diskopathie
Medikamente: Vincristin, Nitrofurantoin
Entrapment-Syndrom
(am häufigsten Karpaltunnelsyndrom)
Meralgia parästhetica (s. S. 106)

Seltener
Funikuläre Myelose
Syringomyelie
Algodystrophie (Sudeck-Syndrom)
Periarteriitis nodosa
Guillain-Barré-Syndrom

Raritäten:
Conn-Syndrom, Beri-Beri, Pellagra, Tabes dorsalis, Angiokeratoma coporis diffusum (Fabry-Syndrom)

Weiterführendes

Blutgase

VMS Urin, US Abdomen
MRI

Alkoholabusus, Diabetes mellitus
MRI

B-12, Folsäure
MRI

BSR, Gefäßbiopsie (Muskel, Niere)
LP

● Pupillenstörungen wechselnder Ausprägung meist klinisch belanglos
● Einseitig lichtstarre Pupille verdächtig auf Mydriatikaeffekt
● Pupillenstörungen mit neurologischen Symptomen von besonderer Bedeutung

Hauptparameter

bei der Beurteilung der Pupillen

Pupillenweite (normal 2–5 mm, Schätzung mit Pupillometer)
Seitenunterschiede (Anisokorie)
Entrundung
Reaktion auf Licht (direkt und konsensuell)
Reaktion auf Konvergenz

Einteilung

▶ **Pupillenentrundung**
kongenital (bedeutungslos)
Folge einer Augenverletzung bzw. Operation (Iridektomie)
Iritis mit Synechien
Adie-Syndrom: Träge Reaktion auf Licht, langsam ablaufende Konvergenzreaktion, ein-
oder beidseitig, häufiger bei ♀, Ätiologie unklar
Neurosyphilis

▶ **Anisokorie**
(Seitenunterschied in der Pupillenweite):
Klinische und pharmakologische Differentialdiagnose
[Aus: Berlit P (1988) Neurologie in der Praxis. edition medizin, Weinheim].

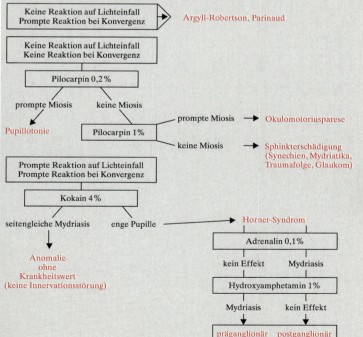

Störungen der Pupillenreaktion
(rechts [rot] pathologisch)
[Aus Mumenthaler M (1986) Neurologie. 8. Aufl. Thieme, Stuttgart]

	Ausgangslage		Direkte Belichtung	Belichtung Gegenseite	Konvergenz	Besonderheiten
	rechts	links				
Normal						
Amaurotische Pupillenstarre						Rechts blind
Okulomotoriusläsion (und Ganglionitis ciliaris)						Rechts Augenmotilität nur bei Okulomotoriusparese gestört. Kontraktion auf Miotika
„Adie"-Pupille (Pupillotonie)						Augenmotilität frei. Tonische Erweiterung nach Konvergenzreaktion
Argyll-Robertson (reflektorische Pupillenstarre)						Pupillen oft entrundet
Frühere Optikusläsion						Swinging-Flashlight-Test
Atropineffekt						Augenmotilität frei. Keine Kontraktion auf Miotika. Rotes Gesicht, psychische Symptome

● **Schlafdauer beim Gesunden stark variabel (4–10 h)**
● **Schlaflosigkeit gehört zu den häufigsten Beschwerden überhaupt**

Hauptformen

+++	Insomnie (sog. Schlaflosigkeit): Einschlaf- und Durchschlafstörungen
++	Störungen des Schlaf-Wach-Rhythmus
+	Hypersomnie (exzessive Schläfrigkeit)
(+)	Parasomnien: mit Schlaf verbundene Dysfunktionen

Einteilung

Insomnie, Schlaflosigkeit

Situativ
  Erschöpfungs-, Überlastungs-, Angst- und
  Spannungszustände
  Depression, depressive Verstimmung
  Alkoholabusus, Kaffee, Stimulanzien
  Symptomatisch bei körperlichen
  Beschwerden
Hyperthyreose
Medikamente
Restless-legs-Syndrom
Cheyne-Stokes-Atmung
Hypnotikaentzug, Alkoholentzug
Primäre Insomnie
Schlafapnoesyndrom

Störungen des Schlaf-Wach-Rhythmus
Meist situativ

Fehlen des 24-h-Zyklus
Hypersomnie

Symptomatisch

Narkolepsie

Kleine-Levin-Syndrom

Parasomnien
Pavor nocturnus
Somnambulie

Weiterführendes

Gründliche Anamnese, Informationen von
Partnerseite, internistische Durchuntersuchung

Nachtlärm, Kinder, Partner

Wiederholtes Aufwachen

Schmerz, Husten, Dyspnoe, Fieber,
Meteorismus

Kortison, Vitamin C, Cisplatin

v. a. in der Höhe
Einschlafzeit verlängert, Gesamtschlaf verkürzt
Konstitutionell
Episodische Atempausen > 10 s, tagsüber exzessive
Schläfrigkeit; meist Männer, ⅔ mit Pickwick-Syndrom
Nächtliche Registrierung SO$_2$

„Jet-lag" (durch Flugreisen verschobener
Tag-Nacht-Rhythmus); Schichtarbeit

Exzessive Schläfrigkeit zu Zeiten, in denen
Patienten wach sein möchten
Gelegentlich Polysomnographie

Verkannte Erschöpfungszustände, Hypo-
thyreose, Hyperkapnie (Ateminsuffizienz),
Hepatitis, Leberinsuffizienz, Urämie
Zwanghafte Schlafepisoden von 15–20 min Dauer,
oft in Gesellschaft, evtl. Tonusverlust der Muskulatur
Periodische Hypersomniephasen (Jugendliche,
junge Erwachsene) von Tagen bis Wochen, Bulimie,
Erregbarkeit, Verwirrtheit

Kinder- und Adoleszentenalter

11

- Subjektives Gefühl der Desorientierung im Raum, kombiniert mit Scheinbewegungen von Körper und Umwelt
- Charakteristische Begleitsymptome: Nystagmus, Nausea, Erbrechen, Ataxie

Hauptursachen

Labyrinthär (M. Menière, Lagerungsschwindel, toxisch, entzündlich)
Zentral vestibulär (Neuritis n. vestibularis, Tumor)
Kardiovaskulär (Blutdruckschwankungen, Arrhythmien)
Psychogen
Verschiedenes (Anämie, Visusstörung)

Einteilung

▶ **Lageabhängiger Schwindel**
Benigner Lagerungsschwindel
Vertebrobasiläre Ischämie
Spondylosis cervikalis
Alkohol, Medikamente
Multiple Sklerose
Akustikusneurinom
Perilymphatische Fistel

▶ **Dauerschwindel**
M. Menière
Neuritis n. vestibularis (lageabhängig)
Zerebelläre oder pontine Läsion (Ischämie, Tumor, Mißbildung)
Vestibularisschaden
Nach Contusio, Commotio cerebri

Weiterführendes

Latenzzeitmessung
Nystagmusdauer und -richtung
Transkranieller Doppler-US

Blut-, Urinanalysen
MRI, LP, Neurostatus
Schädel-CT

Anamnese (Tinnitus, Hypakusis)
evtl. Borrelienserologie
Schädel-CT, MRI, Nystagmus, fokale neurologische Ausfälle (Herdzeichen)
Aminoglykoside, Streptomycin

Kroenke K (1992) Ann Int Med 117:898 • Werner E (1992) J Gen Int Med 7:454 • Sullivan M (1993) Arch Int Med 153:1479.

- Zentral bedingte Störungen der Sprache (Sprechwerkzeuge intakt)
- Selten isoliert, meist Kombination mit anderen neurologischen Ausfällen
- Häufigste Ursache: zerebrovaskulärer Insult

Leitsymptome der Aphasien[a]

	Sprachproduktion	Sprachverständnis	Paraphasien	Grammatik	Lokalisation der Läsion	Betroffenes Gefäß
Motorische Aphasie (Broca)	Deutlich reduziert	Wenig beeinträchtig	Reichlich phonematische[b]	Agrammatismus (Telegrammstil)	Fuß der 3. Stirnwindung	A. cerebri media (A. praerolandica)
Sensorische Aphasie (Wernicke)	Gut bis überschießend	Deutlich gestört	Reichlich semantische[c] und phonematische, Neologismen	Paragrammatismus (Satzbau gestört)	Erste Temporalwindung	A. temporalis posterior
Amnestische Aphasie	Flüssig, Wortfindungsstörungen	Nicht gestört	Selten semantische, sinnwahrend (Umschreibungen)	Nicht gestört	Temporoparietal	Mediagebiet (kein bestimmter Ast)
Globale (gemischte) Aphasie	Deutlich reduziert	Deutlich gestört	Reichlich, oft Sprachautomatismen	Deutlich gestört	Frontotemporoparietal	A. cerebri media
Leitungsaphasie	Gut, Störung beim Nachsprechen	Kaum gestört	Phonematische	Nicht gestört	Fasciculus arcuatus?	Mediaäste?
Transkortikale Aphasie (motorisch oder sensorisch)	Deutlich reduziert, aber promptes Nachsprechen	Nur bei sensorischer Form gestört	Selten	Beim Nachsprechen kaum gestört	Verbindung zwischen Sprachregion und Assoziationskortex	Mediaäste – kein bestimmtes Gefäß

[a] Auftreten bei Läsion der dominanten Hemisphäre. In 80 % Auftreten bei zerebraler Ischämie. Bei Polyglotten ist die Muttersprache deutlicher betroffen. [b] phonematisch = literal. [c] semantisch = verbal.

11

● Wortwahl und Satzbau korrekt, Sprache aber objektiv schlecht verständlich
  (Artikulationsstörung)

Einteilung

Näselnde und/oder schlecht artikulierte und verwaschene Sprache
Gaumensegelparese doppelseitig, immer auch Schluckstörung
Parese von Gaumensegel und anderen Muskeln im Mund- und Rachenbereich

Mit wechselndem Ausmaß der Parese
Paroxysmale Dysarthrie

Mit konstantem Ausmaß der Parese
Bulbärparalyse

Beidseitige Zungenparese (Hypoglossus)
Pseudobulbärparalyse
Läsion der linken Pars opercularis (Zentralregion)
Makroglossie

Störung von Sprechrhythmus, -tempo und -lautstärke
Monotone Sprache (wenig moduliert, leise)
Skandierende Sprache
Unharmonisches Sprechen
Verwaschene, undeutliche Sprache
Dystones, stoßweises Sprechen

Stimmqualität gestört (Läsion der stimmformenden peripheren Strukturen)
Heiserkeit: Larynxprozeß, Stimmbandparese (Rekurrensparese)
Stottern
Offene näselnde Sprache
  Gaumensegelparese
  Wolfsrachen
Leise, flüsternde, atonische Sprache
Spastische Dysphonie (gepreßtes, heiseres Sprechen, meist leise)
Dysphasie vom Typ der erlernten Sprache

Der Kranke spricht nicht
Katatonie
Depression
Psychogenes Nichtsprechen
Akinetischer Mutismus
Anarthrie: Extremform einer hypokinetischen Sprache

Weiterführendes

Polyradiculitis cranialis
Diphtherie

Myasthenia gravis
z. B. multiple Sklerose

Amyotrophische Lateralsklerose.
(Atrophie der Zunge, Faszikulationen)
Polyradiculitis cranialis
Zusätzlich Pyramidenzeichen
Ischämie, selten Tumor

Quincke-Ödem (allergisch)
Diverse andere Ursachen

Parkinson-Syndrom
Multiple Sklerose
Kleinhirnerkrankungen
Demenz, progressive Paralyse
Verschiedene choreatische Syndrome

Nach Strumaoperation
Pancoast-Tumor, Mediastinaltumor
Psychisches Umfeld

Zerebrovasukulärer Insult
Kongenital
Psychogen
Wahrscheinlich funktionell

Bei Gehörlosen

Klinische Zeichen der Schizophrenie

Als Mutismus oder extreme Aphonie
Psychose
Hirnstammenzephalitis, M. Parkinson

Mumenthaler M (1988) Klinische Untersuchung und Analyse neurologischer Syndrome, Thieme, Stuttgart-New York.

TINNITUS (OHRGERÄUSCH, OHRENSAUSEN)

● **Mehrheitlich harmloses, jedoch belästigendes Symptom, nur subjektiv vorhanden**
● **In gewissen Fällen mittels Auskultation nachweisbar (v. a. bei arteriovenöser Mißbildung)**

%	Hauptursachen
> 80	Selbständiges, banales Beschwerdebild bei älteren Patienten
	Morbus Menière
	Nach akustischem Trauma
	Akustikusneurinom
	Ototoxische Medikamente
	Vaskulär (arterielle Stenose, arteriovenöse Mißbildung, Aneurysma, Glomustumor)

Einteilung

▶ **Nicht pulsierend**

Einseitig
Zeruminalpropf
Trommelfellperforation
Meningitis
Fremdkörper
Akustikusneurinorm
Postoperativ (Stapedektomie)

Doppelseitig
Idiopathischer Tinnitus, Presbyakusis
Otosklerose
Morbus Menière
Medikamente
  Aminoglykoside, Streptomycin, Acetyl-
  salicylsäure
Nach akustischem Trauma

▶ **Pulsierend**

Objektivierbar
Arteriovenöse Mißbildung
Karotisgeräusch
Weitergeleitete Geräusche (Herz, venös)
Rhythmische Kontraktionen der kleinen
Muskeln im Ohrbereich („palataler
Myoklonus")

Nur subjektiv: Anämie

Weiterführendes
Otoskopie, Audiometrie

LP

Schädel-CT

Anamnese
Familienanamnese
Anamnese (Vertigo, Hypakusis)

Auskultation, Doppler-Duplex-US

Angiographie

Echokardiographie

(s. S. 83, 84)

11

Luxon LM (1993) BMJ 306 : 1490.

● Unwillkürliche Bewegung von regelmäßig-rhythmischem und stereotypem Ablauf
● Die einzelnen Tremorformen haben eine typische Frequenz

Einteilung
nach Umständen des Auftretens

Weiterführendes
(Ursachen)

Physiologischer Tremor
Frequenz 8–12/s, sehr feinschlägig, ohne EMG
meist nicht nachweisbar; z. B. Kältezittern

Ruhetremor
Meist bei entspannten Gliedmaßen auftretend,
Frequenz 4–6/s, distal betont, grobschlägig;
vorübergehend Besserung bei Willkür-
bewegungen
Feinschlägiger Ruhetremor

Typisch für Parkinson-Syndrom

Hyperthyreose

Haltetremor
Bei aktivem Anspannen einzelner Muskel-
gruppen nachweisbar (Aktionstremor),
Frequenz 8–13/s; ebenso typisch wie störend
beim Einschenken in ein Glas

Familiärer Tremor (dominant vererbt)
Essentieller Tremor
„Seniler" Tremor (Frequenz mit Alter
abnehmend)

Flapping-Tremor („Flügelschlagen")
Besondere Form des Haltetremors mit grobem
Flektieren und Extendieren der Hände bei vor-
oder seitwärtsgestreckten Armen

Leberkoma
Urämie
Morbus Wilson
Andere metabolische Enzephalopathien

Intentionstremor
Fehlt in Ruhe; immer verbunden mit zerebellärer Ataxie; Folge einer Läsion des Nucl.
dentatus bzw. seiner Efferenzen

Gehäuft bei multipler Sklerose

Psychogener Tremor
Kann jeden anderen Tremor imitieren; meist
auf eine Extremität beschränkt; durch
Ablenkung gemildert oder aufgehoben

Generalisierte Form: „Kriegszittern"
von Frontsoldaten
Wahrscheinlich auch: Zittern des
belasteten Beins beim Bergsteiger in
schwierigem Gelände

Tremor als Nebenwirkung von Medikamenten

Alphamethyldopa
Ciclosporin A
Cinnarizin, Flunarizin
Kortikosteroide
Lithium
Methotrexat
Neuroleptika
Tetrabenazin
Theophyllinderivate
Tiaprid
Thyroxin

Mumenthaler M (1988) Klinische Untersuchung und Analyse neurologischer Syndrome, Thieme, Stuttgart.

Diagnostische Aussagekraft (Validität) von Laborwerten (Labortests)

Patientenkollektiv

		Krank	Gesund
T **E** **S** **T**	Positiv	Richtig-positiv (RP) Sensitivität	Falsch-positiv (FP)
	Negativ	Falsch-negativ (FN)	Richtig-negativ (RN) Spezifität

Der Charakter eines Tests wird definiert durch:

Spezifität: $\dfrac{RN}{FP + RN}$	Sensitivität: $\dfrac{RP}{RP + FN}$
Positive Voraussage: $\dfrac{RP}{RP + FP}$	Negative Voraussage: $\dfrac{RN}{FN + RN}$

Normalverteilung (Gauß-Kurve) und prozentuale Häufigkeiten

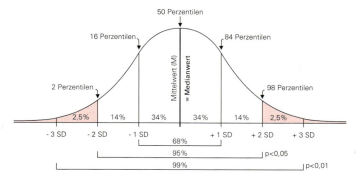

Epidemiologische Parameter

Mortalität $= \dfrac{\text{Zahl der Gestorbenen}}{\text{Mittlere Gesamtbevölkerung}}$	Inzidenz $= \dfrac{\text{Zahl der neu Erkrankten[a]}}{\text{Mittlere Gesamtbevölkerung}}$
Letalität $= \dfrac{\text{Zahl der Gestorbenen}}{\text{Zahl der beendeten Erkrankungen}}$	Prävalenz $= \dfrac{\text{Zahl der Erkrankten[b]}}{\text{Mittlere Gesamtbevölkerung}}$

[a] Anzahl in einem bestimmten Zeitraum.
[b] Anzahl zu einem bestimmten Zeitpunkt.

12

● **Hypereosinophiles Syndrom:** $> 1,5 \cdot 10^9/l$
● **Eosinopenie hat keinen Krankheitswert**

Einteilung	Weiterführendes

▶ Eosinophilie

Parasiten

Einheimisch
Pneumocystis carinii — Rö-Thorax, Bronchoalveoläre Lavage
Toxoplasmose — Serologie
Skabies — Dermoskopie
Echinokokkose — Serologie, Zystennachweis
Tropisch
Malaria — Blutausstrich
Amöbiasis, Askariasis, Trichinose, — Nachweis im Stuhl
Toxokariasis, Filariasis, Schistoso-
miasis (Bilharziose)

Allergische
Asthma bronchiale, Rhinitis allergica — Allergietestung
Urtikaria, Angioödem, Neurodermitis — Lungenfunktion mit Provokationstest
Serumkrankheit, allergische Vaskulitis

Hautkrankheiten
Ekzem, Psoriasis, Pemphigus — Allergietestung
Erythema exsudativum multiforme
Dermatitis herpetiformis Duhring — Cave Jod

Medikamente
Ohne Exantheme
Mit Arzneimittelexanthemen
Stevens-Johnson-Syndrom

Hämatologische Neoplasien
M. Hodgkin — Rö-Thorax, US Abdomen

Infektiös
Scharlach, Chlamydien

Verschiedenes
Rekonvaleszenz (nach Infektion)
Postaktinisch
Colitis ulcerosa — Koloskopie
Sarkoidose — Rö-Thorax
Peritonealdialyse
M. Addison — Synacthentest (Kortisol, ACTH)
Systemischer Lupus erythematodes, — ANA
Sklerodermie
Löffler-Syndrom (Endocarditis fibroplastica) — Rö-Thorax
Eosinophile Fasziitis, Churg-Strauss
Hereditär
Hypereosinophiles Syndrom
Eosinophilenleukämie — Knochenmarkuntersuchung
Eosinophiles Lungeninfiltrat (Löffler) — Rö-Thorax
Tropische Eosinophilie, Periarteriitis nodosa

▶ Eosinopenie

Akuter Typhus abdominalis — Salmonellennachweis im Stuhl, Serologie
Glukokortikoideinwirkung — Iatrogen, M. Cushing, paraneoplastisch
Adrenalinwirkung (akut)
Autoimmunkrankheiten

Hoffbrand AV, Pettit JE (1989) Klinische Hämatologie, Sandoz Atlas, Gower • Williams JW et al. (1990) (eds). Hematology, 4. Aufl.: McGrawHill.

● **Leukozytose: Leukozyten $> 10 \cdot 10^9/l$ ($> 10\,000/\mu l$)**
● **Meist Neutrophilie (Linksverschiebung meist bakteriell bedingt)**

Hauptursachen

++	Bakterielle Infektionen
+(+)	Streß, Schmerz, Anstrengung (Demargination, Katecholamineinwirkung)
(+)	Myeloproliferative Erkrankung

Einteilung

Infektionen

Bakteriell
E. coli, Staphylokokken, Streptokokken,
Pneumokokken, Meningokokken (loka-
lisiert, abszedierend, generalisiert, Sepsis)
Miliartuberkulose
Rickettsien, Leptospiren

Nichtbakteriell
Disseminierte Pilzerkrankung
Malaria, Toxoplasmose
Viren: Rubeolen

Demargination, reaktive Formen
Akuter Streß, Schmerz, Anstrengung

Trauma, Myokardinfarkt, Lungenödem,
Schock, Ketoazidose
Akute Blutung, Hämolyse
Herzinsuffizienz
Ausgedehnte Nekrosen (Verbrennung)
Akute Lungenembolie
Urämie
Coma diabeticum
Hyperthyreose
Gravidität
Physiologisch
Allergische Reaktion
Eklampsie, Aktinisch

Maligne Neoplasien
Myeloproliferative Erkrankungen
Leukämien
AML, CML
Myelodysplastisches Syndrom, Poly-
cythaemia vera
Maligne Tumoren
Knochenmetastasen

Medikamentös-toxisch
Kortikosteroidtherapie
Katecholamine
CO-Intoxikation, (Zigarettenrauchen)
Impfstoffe
Lithium
Endotoxin
Knochenmark-Stimulatoren (CSF)

Chronisch-entzündliche Erkrankungen
Pankreatitis
Colitis ulcerosa
Vaskulitis, Myositis, Thyreoiditis
Rheumatoide Arthritis, Gicht
Retroperitoneale Fibrose

Weiterführendes

Alle häufigen Erreger (außer Salmonellen)

Kulturen (auch Blut), Abstriche

Rö-Thorax, Fundoskopie

Physiologisch, transient; primär Anstieg
von Lymphozyten, dann von Neutrophilen

LDH, Coombs-Test
Rö-Thorax, Echokardiographie
Elektrolyte, CK, Nierenfunktion
Lungenszintigraphie, Echokardiographie
Kreatinin, Harnstoff, Urinproduktion
BZ, Kalium, ABGA
Schilddrüsenparameter

$> 95\,\%$-Konfidenzintervall

Knochenmarkpunktion, Stammzellkultur

Skelettszintigraphie, Knochenmarkpunktion

HbCO

Amylase, US
Koloskopie
Antikörperbestimmungen
s. Gelenkschmerzen (S. 4)

12

Nach Agranulozytose

Idiopathisch

Hereditär
Kongenital
Down-Syndrom

Chromosomenanalyse

Hoffbrand AV, Pettit JE (1989) Klinische Hämatologie, Sandoz Atlas, Gower • Williams JW et al. (1990) (eds). Hematology, ch 87, 4th ed. McGrawHill.

- Lymphozytose: Vermehrung der Lymphozyten ($> 4 \cdot 10^9/l$; $> 4000/\mu l$)
- Lymphopenie: Absolute Verminderung der Lymphozyten ($< 1 \cdot 10^9/l$; $< 1000/\mu l$)

Einteilung

▶ Lymphozytose

Infektionen
Viral
Ebstein-Barr (Mononukleose)
– Zytomegalie
– HIV
– Varizellen-, Röteln-, Mumps-, Masern-,
  Adeno-, Hepatitisviren
Toxoplasmose
Bordetella pertussis
Typhus, Brucellose
Rekonvaleszenz nach akuten Infekten

Akut-transient (Katecholaminwirkung)
Trauma, Streß, Schmerz, Anstrengung

Maligne Tumoren
ALL
CLL
Lymphome

**Autoimmun- und chronisch-entzündliche
Erkrankungen**
Sarkoidose
M. Crohn, Colitis ulcerosa

Verschiedenes
Hyperthyreose
Status epilepticus
Nikotinabusus
Akute infektiöse Lymphozytose

▶ Lymphopenie

Infektionen
Viral
Tuberkulose (v. a. Miliar-Tbc)
Sepsis (schwere bakterielle Infektionen)

Immunschwäche
Kongenital (diverse seltene Formen)
Erworben (AIDS)

Medikamentös-iatrogen
Glukokortikoidtherapie
Antilymphozytenglobulin
Zytostatika, Bestrahlung

Verschiedenes
Aplastische Anämie bei Panzytopenie
M. Hodgkin
Systemischer Lupus erythematodes
Felty-Syndrom
Zinkmangel, M. Whipple, exsudative Enteropathie
Drainage des Ductus thoracicus

Weiterführendes

Serologie, heterophil-positiv

HIV-Test

Serologie
Serologie
Bakteriologischer Nachweis

Sofort Lymphozyten ⬆,
nachher Neutrophile ⬆
Knochenmarkuntersuchung
Knochenmarkuntersuchung
Rö-Thorax, CT; US und CT Abdomen

Rö-Thorax

Schilddrüsenparameter
EEG, CT (s. auch oben: akut-transient)
evtl. HbCO

B-, T-Zell-Defizienz

HIV-Test, opportunistische Infektionen

Knochenmarkuntersuchung

Anti-DNS, C_3 ⬇
Gelenkschwellung

12

Hoffbrand AV, Pettit JE (1989) Klinische Hämatologie, Sandoz Atlas, Gower • Williams JW et al. (eds). Hematology, ch 106–109 (Lymphozytose), ch 110, 4th ed. McGrawHill (1990) • Martina B et al. (1990) Blut 60:255.

● **Erhöhtes mittleres korpuskuläres Volumen (MCV) der Erythrozyten: Pathologisch > 95 fl**
● **Primär an Äthylabusus, Vitamin-B$_{12}$- und Folsäuremangel denken**

Einteilung

Isolierte Makrozytose (ohne Anämie)
Chronischer Alkoholismus
Lebererkrankungen
Nach Splenektomie
Retikulozytose
Gravidität
Hypothyreose
Myelodysplastische Syndrome
Paraproteinämien
Zytostatikatherapie
Zidovudintherapie
Phenytointherapie
Hypoxie
Pseudomakrozytose bei Kälteagglutininen

▶ **Megaloblastäre Anämie**

Vitamin-B$_{12}$-Mangel
Perniziosa
Nach Gastrektomie
Ausgedehnte Ileumresektion oder
-erkrankung
Blind-loop-Syndrom
Exokrine Pankreasinsuffizienz
Enzymdefekte
Fischbandwurm
Zollinger-Ellison-Syndrom
Strenge Vegetarier

Folsäuremangel
Nutritiv

Dialyse
Nichttropische und tropische Sprue

Gravidität
Chronische hämolytische Anämie

Enzymdefekte der Erythrozyten
Exfoliative Dermatitis
Ziegenmilchanämie

Medikamente
Dihydrofolatreduktasehemmer
Antimetaboliten

Antiepileptika
Kontrazeptiva
Metformin
Kolchizin

Verschiedenes
Parenterale Ernährung
Toxisch:
– N$_2$O-Exposition
– Methanol
Erythroleukämie

Weiterführendes

Knochenmark normal
γ-GT ⬆, evtl. Harnstoff ⬇
Transaminasen ⬆

Schwangerschaftstest
TSH
Knochenmarkuntersuchung
Eiweißelektrophorese

Blutgasanalyse

Vitamin-B$_{12}$- und Folsäurebestimmung
Knochenmarkuntersuchung

Zungenatrophie; Gastroskopie

Stuhluntersuchung (Fettbestimmung)

Mangelernährung (Vegetarier,
Alkoholismus)

Malabsorptionszeichen (Albumin, Quick,
β-Karotin ⬇)

Retikulozyten, Coombs-Test, LDH,
Haptoglobin

Trimethoprim, Methotrexat, Sulfasalazin
5-Fluorouracil, Azathioprin, Acicovir, AZT
Mercaptopurin

Akute Megaloblastenanämie

Knochenmarkuntersuchung

Hoffbrand AV, Pettit JE (1989) Klinische Hämatologie, Sandoz Atlas, Gower • Williams JW et al. (1990) (eds). Hematology, ch 47, 4th ed. McGrawHill.

- **Neutropenie: Neutrophile Granulozyten $< 1,8 \cdot 10^9/l$ ($< 1800/\mu l$)**
- **Erhöhte Infektanfälligkeit, wenn weniger als $1 \cdot 10^9/l$ ($< 1000/\mu l$)**
- **Bei Mundschleimhautulzerationen an Leukopenie denken**
- **Schwerste Ausprägung: Agranulozytose $< 0,5 \cdot 10^9/l$ ($< 500/\mu l$)**

Hauptursachen

++	Medikamente
+	Infektion (v. a. viral)
(+)	Hypersplenismus, Hämoblastosen

Einteilung

Medikamente
(Toxisch, immunologisch-allergisch, alle
Schweregrade bis zur Agranulozytose)
Analgetika, Antiphlogistika
Antibiotika, Antimalariamittel

Antidiabetika, Thyreostatika
Antiepileptika, Tranquilizer
Antihypertensiva, Diuretika
Antidepressiva, H_2-Blocker
Zytostatika, Benzol, Radioaktiva
Virostatika

Infektionen
  Viren
  Mononukleose
  Masern, Röteln, Mumps, Influenza
  Hepatitisviren
  HIV

  Bakterien
  Typhus, Paratyphus, Brucellose
  Sepsis

  Miliartuberkulose
  Pilze
  Histoplasmose

  Protozoen
  Malaria, Toxoplasmose, Kala-Azar,
  Trypanosomiasis

Splenomegalie

Autoimmungranulozytopenie
Idiopathisch
Felty-Syndrom, rheumatoide Arthritis,
systemischer Lupus erythematodes,
Thymom, Goodpasture-Syndrom

Knochenmarkerkrankung
Akute Leukämie, Myelofibrose, megaloblastäre Anämie, aplastische Anämie

Mangelzustände
Vitamin B_{12}, Folsäure
Kupfer (parenterale Ernährung)

Idiopathisch
Benigne, chronisch
Symptomatisch mit Infektionen
Zyklische Granulozytopenie

Pseudoneutropenie

Kongenital
Kostman-Syndrom

Weiterführendes

Knochenmarkinsuffizienz (Bildungsstörung)

Indomethazin, Phenylbutazon
Trimethoprim-Sulfomethoxazol, Chlor-
amphenicol
Carbimazol
Chlorpromazin
Captopril
Trizyklika, Cimetidin

Zidovudin

Serologien

HIV-Test

Erregernachweis, Serologie
Blutkulturen
Rö-Thorax

US Abdomen

Gelenkschwellung (s. S. 4)

Knochenmarkuntersuchung

s. Anämien (S. 83 ff.)

Vitamin B_{12}, Folsäure

12

Hoffbrand AV, Pettit JE (1989) Klinische Hämatologie, Sandoz Atlas, Gower • Williams JW et al. (1990) (eds).
Hematology, ch 86, 4th ed. McGrawHill.

- **Polyglobulie: Hb > 18 g/dl (Männer) bzw. > 16 g/dl (Frauen)**
- **Hk > 52 % (Männer) bzw. > 46 % (Frauen)**
- **Relative Polyglobulie: Vermindertes Plasmavolumen**
- **Englisch: polycythemia (erythrocytosis)**

Hauptursachen

++	Respiratorische Insuffizienz
+	Raucher
(+)	Höhenadaptation

Einteilung

▶ **Primär**

Polycythaemia vera

Erythrämie (Erythroleukämie Di Guglielmo)

▶ **Sekundär**

Kompensatorische Erythropoetin-ausschüttung bei Hypoxie

Lungenerkrankungen mit respiratorischer Insuffizienz: Chronisch-obstruktive Lungenerkrankung, Fibrosen

Peripher bedingte alveoläre Hypo-ventilation
– Muskeldystrophie
– Schwere Wirbelsäulenerkrankungen
– Poliomyelitis
– Pickwick-Syndrom

Zentral bedingte alveoläre Hypo-ventilation
– Barbituratintoxikation
– Enzephalitis
– M. Parkinson

Kardial:
Vitien mit Rechts-links-Shunt

Hämoglobinopathien mit erhöhter O_2-Affinität
– Nikotinabusus
– Gewebstoxizität durch Kobalt

Pathologische Erythropoetinausschüttung

Nierenerkrankung: Hydronephrose, Hypernephrom, Zysten, Hämangiom

Tumoren (paraneoplastisch)

Phäochromozytom

Nach Nierentransplantation

Zerebelläres Hämangioblastom
Medikamentöse Erythropoetingabe

Autotransfusion

Weiterführendes

Vollbild: auch Lc und Tc ⬆; tiefrote Schleimhaut; Harnsäure ⬆; Blutstammzell-kulturen enthalten zahlreiche Erythro-blasten; Splenomegalie, Bilirubin ⬆
Knochenmarkausstrich

Rö-Thorax, Spirometrie, ABGA

CK, Biopsie
Rö-Thorax, Wirbelsäulendeformitäten (s. S. 102 ff.)

Toxikologischer Nachweis (Urin, Blut)
CT, LP

Echokardiographie

Hb-Analyse

Urinstatus, Nierensonographie

Vanillinmandelsäure, CT Abdomen

Relative Polyglobulie
  Vermindertes Plasmavolumen
  Dehydratation
  – Diuretika
  – Erbrechen, Diarrhö
  – Wassermangel
  Plasmaverluste
  – Verbrennung
  – Exsudative Enteropathie
  Idiopathisch

Hb, Ec-Zahl normal; Hk⬆

Meist Männer mittleren Alters mit
Hypertonie, Adipositas, Nikotinkonsum

12

Hoffbrand AV, Pettit JE (1989) Klinische Hämatologie, Sandoz Atlas, Gower • Williams JW et al. (1990) (eds).
Hematology, ch 42 und 73, 4th ed. McGrawHill.

- **Thrombopenie: Thrombozyten** $< 100 \cdot 10^9/l$ $(< 100\,000\ \mu l)$ **(kritisch** $< 10 \cdot 10^9/l$; $< 10\,000\ \mu l$)
- **Blutungen (meist Purpura) suchen**
- **Primär an Infekt denken, auch an HIV, Äthylismus, Splenomegalie, Medikamentennebenwirkung, Pseudothrombozytopenie, dann Knochenmarkuntersuchung erwägen**

Einteilung

Pathogenetisch

Bildungsstörung, Verteilungsstörung (Sequestration), gesteigerter Abbau, Verlust, kongenital, kombinierte Formen

Klinisch

Thrombozytopenie klinisch dominierend

Nach Virusinfektionen
Masern, Mumps, Epstein-Barr, Zytomegalie, Rubeola, Varizellen, Mononukleose

Idiopathische thrombozytopenische Purpura (ITP: Immunthrombozytopenie)
– Akut

– Chronisch (M. Werlhof)

Alkoholabusus

Frühstadien von Systemerkrankungen
– HIV
– Neoplasien: Malignes Lymphom, Leukämie
– Tuberkulose
– Systemischer Lupus erythematodes
Gravidität
Zyklisch
Östrogeninduziert

Klinisch andere Grundkrankheit im Vordergrund

Knochenmarkerkrankungen und -infiltration:
Leukämie, Myelofibrose, aplastische Anämie, Tumormetastasen, malignes Lymphom
Vitamin-B_{12}-Mangel, Folsäuremangel

Infektionen
– Viren: HIV und andere (s. oben)
– Rickettsien (z. B. Rocky Mountain spotted fever)
– Mykoplasmen
Medikamentös/immunologisch
– Chinidin, Chinin, Heparin
– Sulfonamide, Analgetika, Rantidin, Gold
– Antilymphozytenglobulin
– Nach Transfusion, nach Schock

Splenomegalie
– Hämolytische Anämie
– Leberzirrhose, portale Hypertonie
– Milzneoplasien
– Autoimmunthrombopenie

Disseminierte intravasale Gerinnung
– Infektionen, Sepsis
– Gravidität, peripartal
– Verbrennungen
– Schlangenbiß

Weiterführendes

Virusserologie; meist transitorisch, in 90 % bei Kindern

Oft postinfektiös, häufig Kinder, in 90 % Spontanheilung innerhalb von 6 Monaten
Autoimmunbedingt

Können eine ITP vortäuschen

Bei Frauen in der 2. Zyklushälfte

Knochenmarkpunktion, -biopsie

Hb, MCV; Serumkonzentrationen

HIV-Test
Serologie

Serologie, Kälteagglutinine

Thrombozytopenieinduktion bewiesen; vermutet bei sehr vielen anderen Medikamenten

Hb, Lc, US Abdomen (s. S. 66)

Fibrinogen ⬇, Fibrinspaltprodukte ⬆
(s. hämorrhagische Diathese S. 88 f.)

Verschiedenes
- Urämie
- Dialyse
- Poststreptokokkenglomerulonephritis   AST
- Nierentransplantatabstoßung
- Aortenklappenstenose, -prothese
  (traumatisch)
- Hämophilie, von-Willebrand-Krankheit
- Paroxysmale nächtliche Hämoglobinurie   Oft Retikulozytose; Hämosiderinnachweis
  im Urin

- Thrombotisch-thrombozytopenische   Thrombopenie und hämolytische Anämie
  Purpura (M. Moschcowitz)   und mikroangiopathische Erythrozyten
                                       und neurologische Symptome (selten)
- Hämolytisch-urämisches Syndrom (HUS)   ähnlich wie M. Moschcowitz, mit Nieren-
                                       insuffizienz

- Nach Blutverlusten
- Nach Transfusionen
- Medikamentös-toxisch: Alkohol,
  Thiaziddiuretika,
  Östrogene, Interferon
- Zytostatika und Bestrahlung   Meist Panzytopenie; zuerst Hb- und
                                       Lc-Abfall, später Tc ⬇

Pseudothrombozytopenie   Rosettenbildung, Aggregation; Manual-
                                      zählung

Kongenital

12

Hoffbrand AV, Pettit JE (1989) Klinische Hämatologie, Sandoz Atlas, Gower • Williams JW et al. (eds). Hematology, ch 140–145, 4th ed. McGrawHill (1990) • Ballem PJ et al. (1992): New Engl J Med 327:1779–1784.

● **Thrombozytose: Thrombozytenzahl > 400 · 10^9/l (> 400000/µl)**
● **Thrombosen bzw. hämorrhagische Diathese bei Thrombozyten > 1 · 10^{12}/l (> 1000000/µl)**

Einteilung (pathophysiologisch)

Primär (endogen)

Myeloproliferatives Syndrom
– Polycythaemia vera
– Chronische Myelose (CML)
– Myelosklerose
Essentielle Thrombozythämie

▶ **Sekundär (reaktiv)**

Nach Splenektomie (häufig)

Maligne Tumoren

Chronisch-entzündliche Krankheiten
– Rheumatoide Arthritis
– Systemischer Lupus erythematodes
– Tuberkulose
– Colitis ulcerosa, M. Crohn
– Osteomyelitis
– Rheumatisches Fieber
– Vaskulitiden

Akute Blutung, chronischer Eisenverlust

Hämolytische Anämie

Leberzirrhose

Sarkoidose

Als Reboundphänomen
– Nach Alkoholentzug
– Nach Infektionen
– Nach myelosuppressiver Therapie
– Bei Vitamin-B$_{12}$-Therapie (Perniziosa)
– Nach Anstrengung
– Postoperativ

Medikamentös
– Adrenalin
– Vincristin

Seltene Ursachen
– Kawasaki-Syndrom
– Sichelzellanämie
– Milzatrophie

Weiterführendes

Knochenmarkausstrich, -biopsie
Alkalische Leukozytenphosphatase

Kann Vorläufer von Polyzythämie oder
Leukose sein

Blutbild

Verschiedene Grundkrankheiten

s. S. 91, 92

Rheumafaktoren, Rö-Skelett
Komplement, ANA
Organabklärungen, Tbc-Kulturen
Koloskopie
Skelett: Rö, Szintigraphie
Klinik, AST, Mikrohämaturie
ANA (s. S. 94)

Eisen, Ferritin, okkultes Blut im Stuhl
(s. S. 151)

s. S. 87

US Abdomen, Transaminasen, Quick,
Leberbiopsie, Eiweißelektrophorese

Rö-Thorax

Hoffbrand AV, Pettit JE (1989) Klinische Hämatologie, Sandoz Atlas, Gower • Williams JW et al. (eds).
Hematology, Kap. 140, 146, 4. Aufl. McGrawHill, New York (1990).

- **Peptidhormon des Hypophysenvorderlappens mit Wirkung auf die Nebennierenrinde**
- **Hauptbedeutung: Differentialdiagnose von Cushing-Syndrom und Nebennierenrinden-insuffizienz**
- **Referenzbereich: 20–110 ng/l (IRMA)**

% Hauptursachen (Cushing-Syndrom)

50–80	Hypophysär
15	Paraneoplastisch
15	Tumor oder Hyperplasie der Nebennierenrinde

Einteilung

Cushing-Syndrom

ACTH ⬆
Hypophysäre Ursache
(basophiles Adenom)
Ektope paraneoplastische Bildung

Iatrogen (ACTH-Therapie)

ACTH ⬇
Adrenale Ursache (Tumor, Hyperplasie)
Iatrogen (Kortisontherapie)

Nebennierenrindeninsuffizienz
Primär
Sekundär

Weiterführendes

ACTH, Corticotropin Releasing Factor-Test

Nachweis: Kortisol ⬆

Schädel-CT

Sehr hohe ACTH-Werte ohne Tagesrhythmik
(z. B. bei Bronchialkarzinom)

Nachweis: Kortisol ⬇
ACTH-Kurztest pathologisch, ACTH ⬆
ACTH-Kurztest normal, ACTH ⬇

12

Wallach J (1992) Interpretation of Diagnostic Tests. Little-Brown.

- **Kleinmolekulares Eiweiß (MG 66 000); bestimmt zu 80 % den onkotischen Druck im Blutplasma**
- **Anteil am Plasmaeiweiß 50–60 %; t/₂ = Halbwertszeit ca. 3 Wochen**
- **Synthese in der Leber**
- **Wichtiger humoraler Parameter der Mangelernährung**

Referenzwerte	35–50 g/l
Diagnostische Bedeutung	Klinisch relevant sind ausschließlich verminderte Werte (Hypalbuminämie), eine scheinbare Erhöhung wird bei Exsikkose beobachtet
Hypalbuminämie häufig	Nephrotisches Syndrom Malabsorption Mangelernährung Leberzirrhose Hepatitis Zystische Fibrose Malignome Colitis ulcerosa, M. Crohn EPH-Gestose Glomerulonephritis
Weniger häufig	Exsudative Enteropathie Sarkoidose Leishmaniose Lepra M. Ménétrier Kongenitale Analbuminämie (Rarität)

ALANINAMINOTRANSFERASE (ALAT, SGPT)

- Katalysiert Umwandlung von Glutamat und Pyruvat zu L-Alanin und α-Ketoglutarat
- Vorkommen v. a. in der Leberzelle (Zytoplasma)

Referenzwerte	10–40 U/l
Klinische Anwendung	Leitenzym zum Nachweis oder Ausschluß eines entzündlichen, toxischen oder hypoxischen Leberzellprozesses Surrogat-Test für virale Hepatitis bei Blutspendern

Diagnostische Effizienz

	Sensitivität (%)	Spezifität (%)
Akute Hepatitis	100	
Chronisch aktive Hepatitis	85	
Alkoholische Hepatopathie	75	
Cholangitis	77	
Cholestase leicht	26	87–95
Cholestase schwer	77	
Primär biliäre Zirrhose	96	
Lebermetastasen	74	

12

Goldenberg K et al. (1989) Diagnostic Testing Handbook for Clinical Decision Making. Year Book Medical Publisher, Chicago, London.

- **Hydrolysiert verschiedene Phosphatester, in vielen Geweben vorkommendes und unspezifisches Enzym**
- **Normale Serumaktivität v. a. aus Leberparenchym und Osteoblasten**
- **Elektrophorese identifiziert Isoenzyme: Leber, Knochen, Darm, Plazenta**

Referenzwerte	< 120 U/l
Klinische Anwendung	Die aPh ist <u>das</u> Cholestaseenzym
	Keine Unterscheidung zwischen intra- und extrahepatisch
	Erhöhung durch Knochenprozesse ist etwas weniger häufig. Die Bestimmung der Isoenzyme bringt nur in ausgewählten Fällen eine relevante Zusatzinformation

Vermehrte aPh

Hepatisch

Cholestase intrahepatisch und extrahepatisch
Medikamente: Phenobarbital, Phenytoin, Chlorpropamid

Ossär

Osteomalazie, Rachitis
M. Paget
Hyperparathyreoidismus
Knochenmetastasen (osteoblastisch)
Osteosarkom

Paraneoplastisch

M. Hodgkin, Hypernephrom, Bronchialkarzinom
(ohne Metastasen in Knochen oder Leber)

Schwangerschaft
Benigne familiäre
Hyperphosphatämie

Verminderte aPh

Vitamin-D-Intoxikation
Hypothyreose
Perniziöse Anämie
(ca. 30%)
Zöliakie
Malnutrition
Fibrat Therapie

Wallach J (1992) Interpretation of Diagnostic Tests, 169.

- **Bildung in Pankreas und Speicheldrüsen (v. a. Parotis)**
- **Spaltet Polysaccharide in Dextrose und Maltose**
- **Hauptbedeutung: Indikator für Entzündung oder Obstruktion des Pankreas**

Referenzwerte	Stark methodenabhängig	
Klinische Anwendung	**Sensitivität (%)**	**Spezifität (%)**
Akute Pankreatitis	95	
Mumpsinfektion	85	
Ulkusperforation	30	71–89
Perforation bei Appendizitis	5	

Unspezifische Erhöhung bei
Makroamylasämie (Urinamylase normal)
Morphinapplikation
Niereninsuffizienz (s. S. 69)
Diabetische Ketoazidose
Neoplastische Hyperamylasämie
(Lunge, Ösophagus, Ovar)

12

Goldenberg K et al. (1989) Diagnostic Testing Handbook for Clinical Decision Making. Year Book Medical Publisher, Chicago.

- In der Leber synthetisiertes Glykoprotein (Proteinaseinhibitor)
- Bis 14 % der Bevölkerung sind heterozygot für α₁-Antitrypsin-Mangel
- Indikation zur Bestimmung: Erwachsene mit ungeklärtem Lungenemphysem

Referenzwerte	150–350 mg/dl
Klinische Bedeutung	
Homozygote Kinder:	Hereditärer, autosomal-rezessiv vererbter α₁-Antitrypsin-Mangel
	Rund 10 % entwickeln eine neonatale Hepatitis gefolgt von Leberfibrose bzw. -zirrhose
Homozygote Erwachsene:	ca. 2 % der Lungenemphyseme

α₁-Antitrypsin-Mangel (< 50 mg/dl)

Lungenemphysem Hereditäre Form
Kachexie
Mangelernährung
Nephrotisches Syndrom
Pankreatitis

α₁-Antitrypsin erhöht (> 400 mg/dl)

Infektionen
Tumoren (v. a. Zervixkarzinom, malignes Lymphom)
Schwangerschaft
Systemischer Lupus erythematodes
Östrogentherapie

ASPARTATAMINOTRANSFERASE (ASAT/SGOT)

- Überträgt Aminogruppen von Aspartat auf Ketoglutarat
- Vorkommen: Leber, Herz- und Skelettmuskulatur, Niere, Gehirn
- Seit Verfügbarkeit der CK von moderater Bedeutung

Referenzwerte 10−40 U/l

Klinische Anwendung	Sensitivität (%)	Spezifität (%)
Akute Hepatitis	100	
Primär biliäre Zirrhose	100	
Chronisch aktive Hepatitis	87	87−99
Cholangitis	73	
Herzinfarkt	53	
Falsch hohe Werte: Hämolyse		

12

● **Abbauprodukt des Hämoglobins (Häms), beim Gesunden überwiegend
als freies indirektes (unkonjugiertes) Bilirubin vorhanden**
● **Sklerenikterus bei Tageslicht: Bilirubin ≥ 30 μmol/l**

Referenzwerte		
	Direktes (konjugiertes) Bilirubin	< 4 μmol/l
	Indirektes (unkonjugiertes, freies) Bilirubin	<12 μmol/l
	Gesamtbilirubin	<16 μmol/l

**Diagnostische Effizienz
Gesamtbilirubin**

	Sensitivität (%)	Spezifität (%)
Akute Hepatitis	93	
Cholestase: schwer	68	87–98
Cholestase: leicht	26	

Klinische Anwendung

Quantifizierung des Ikterus (s. S. 62)
Die Bestimmung des Gesamtbilirubins ist in den meisten
Fällen (v. a. Lebererkrankungen) ausreichend, zudem metho-
disch einfacher. Erfahrene erkennen Hyperbilirubinämien
bereits ab Werten > 20 μmol/l an der leicht vermehrten
Gelbfärbung von Plasma bzw. Serum.
Bilirubinurie bedeutet immer Vermehrung von konjugiertem
Bilirubin (Glukuronid)

**Ursachen nach
Bilirubinanteil**

**Vorwiegend direktes
Bilirubin ⬆ (Anteil
meist > 50 %)**

Stauungsleber
Hepatitis
Dekompensierte Leberzirrhose
Toxische Hepatopathie (Alkohol, Medikamente, Amanita
phalloides)
Cholangitis, Cholangiolitis
Extrahepatische Cholestase (Stein, Tumor)
Speicherkrankheiten
Postoperativer Ikterus
Dubin-Johnson-Syndrom, Rotor-Syndrom

**Vorwiegend indirektes
Bilirubin ⬆ (Anteil
meist > 80 %)**

Hämolytische Anämie (verschiedene Formen)
Perniziöse Anämie
Intravaskuläre Hämolyse (toxisch, osmotisch)
Zustand nach Blutung, Hämatom
„Funktionelle" Hyperbilirubinämie
– M. Gilbert
– Crigler-Najar-Syndrom

● **Entspricht der Konzentration von Glukose im Blut (Vollblut, Plasma, Serum)**

Referenzwerte

Methodisches

2,8–6,7 mmol/l (nüchtern)

Klinik: Bestimmung von Glukose meist in Plasma/Serum aus Venenblut
Praxis, Selbstkontrolle: Bestimmung meist kapilläres Vollblut
Plasma ergibt ca. 10% höhere Werte als Vollblut.

Ursachen und Formen von Diabetes/Hyperglykämie

Diabetes mellitus
Typ I (IDDM)
Typ II (NIDDM)
– mit Übergewicht
– ohne Übergewicht
Sekundärer Diabetes
– Hämatochromatose
– Cushing-Syndrom
– Akromegalie
– Chronische Pankreatitis
– Zustand nach Pankreasresektion
Verminderte Glukosetoleranz
Schwangerschaftsdiabetes

Transitorische Hyperglykämie
Akute Pankreatitis
Streß: Schock, Emotionen, Herzinfarkt
Konvulsionen
Phäochromozytom
Subarachnoidalblutung
Wernicke-Enzephalopathie

Medikamentös/toxisch induzierte Hyperglykämie
Alkohol
Adrenalin
Kortikosteroide
Propranolol
Phenytoin
Östrogene
Thiazide

Hypoglykämie (s. S. 98)

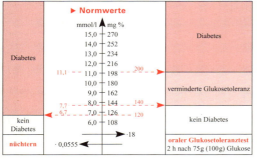

▶ **Normwerte**

Diabetes	mmol/l / mg%	Diabetes

Diabetes / kein Diabetes / nüchtern

15,0 – 270
14,0 – 252
13,0 – 234
12,0 – 216
11,1 — 11,0 – 198 — 200 →
10,0 – 180
9,0 – 162
7,7 — 8,0 – 144 — 140 →
← 6,7 — 7,0 – 126 — 120
6,0 – 108

verminderte Glukosetoleranz

kein Diabetes

→ ·18

· 0,0555 ←

oraler Glukosetoleranztest
2 h nach 75g (100g) Glukose

12

▶ Blutsenkungsreaktion (BSR)

● **Referenzwerte: Nach 1. Stunde: ♂: 3–8 mm, ♀: 6–11 mm**

Klinische Anwendung

Resultat	Tumor	Infektion	Kollagenose/Verschiedenes
> 100 mm	Plasmozytom M. Waldenström M. Hodgkin	Rheumatisches Fieber Sepsis Peritonitis	Polymyalgia rheumatica Vaskulitis (s. S. 94) Polyarthritis Nephrotisches Syndrom
50–100 mm	Metastasierender Tumor	Bakterieller Infekt	Gewebsnekrose Herzinfarkt Chronische Leberkrankheit Hämolytische Anämie, spez. Kugelzellanämie, Kälteagglu- tinine
bis 50 mm	Leukämie	Tuberkulose	Postoperativ, Anämie, Men- truation, Schwangerschaft (< 8. Woche), orale Kontra- zeptiva, Bestimmungsfehler (Wärme)
Erniedrigt	Polycythaemia vera	Hepatitis	Polyglobulie, Exsikkose, Herz- insuffizienz, Ikterus, Kryoglobu- linämie, Plasmaexpander, Anabo- lika, Bestimmungsfehler (Kälte)

Klinischer Einsatz: Die BSR ist die wichtigste Einzeluntersuchung, welche jederzeit und überall ohne großen technischen Aufwand verfügbar ist. Eine diagnostische Zusatzinformation liefert das CRP nur in ausgewählten Situationen (s. unten).

▶ C-reaktives Protein (CRP)

● **Unspezifisches Akutphasenprotein (Norm: < 10 mg/l)**
● **Steigt innerhalb von 6–48 h nach Beginn einer Infektion an**
● **Kann der Klinik und BSR vorangehen**
● **Bei Verdacht auf chronischen Infekt aber normaler CRP: BSR bestimmen**

Pathophysiologie

CRP: Als Verlaufsparameter bei Therapie mit Antibiotika und bei immunsupprimierten Patienten zuverlässiger als BSR
(bei oft fehlenden klassischen Entzündungszeichen)
Normales CRP schließt eine akute entzündliche Krankheit aus

Klinische Anwendung[a]

< 10 mg/l	Keine Entzündung
10–50 mg/l	Leichte Entzündung
> 50 mg/l	Schwere Entzündung

[a] In der Frühphase nach Nierentransplantation zeigt ein CRP-Anstieg (bei fehlendem Infekt) eine Abstoßung an (Evéquoz D et al. (1993) Schweiz Med Wschr 123 : 1837).

● **Vorwiegend im Gastrointestinaltrakt synthetisiertes Glykoprotein, ein Tumormarker**
● **Als Screening-Methode wegen ungenügender Sensivität und Spezifität ungeeignet**

Referenzwerte: 0–2,5 ng/ml (abhängig von Methode)

Klinische Anwendung:
v. a. beim kolorektalen Karzinom.

– Werte > 5 ng/ml sind tumorverdächtig
  (nicht beweisend), v. a. bei progressivem Anstieg
– Fehlende Normalisierung 6–12 Wochen nach
  Operation deutet auf inkomplette Resektion hin
– Wiederanstieg nach Resektion deutet Rezidiv an
– Beim Mammakarzinom unter Chemotherapie sind
  erhöhte Werte für Monitoring verwendbar.

Diagnostische Effizienz

	Sensitivität (%)	Spezifität (%)
– Kolonkarzinom Dukes A	58	
– Kolonkarzinom Dukes D	81	
– Magen-Ca.	46–61	
– Mamma-Ca.	47–66	70–80
– Pankreas-Ca.	75	
– Uterus-Zervix-Ca.	40	

Unspezifische Vermehrungen

– Raucher (z. T. konsumabhängig)	
– Leberzirrhose	71 %
– Alkoholismus	65
– Lungenemphysem	57
– Pankreatitis	53
– Pneumonie	46
– M. Crohn	40
– Colitis ulcerosa	31

12

Thomas L (1992) Labor und Diagnose. 4. Aufl. Medizinische Verlagsgesellschaft, Marburg.

- **Umfaßt das Cholesterin aus den Lipoproteinen LDL, HDL, VLDL, IDL, (Chylomikronen)**
- **Hypercholesterinämie neben Zigarettenrauchen und Hypertonie der wichtigste koronare Risikofaktor**

▶ **Referenzwerte** Cholesterinwerte sind stark asymmetrisch verteilt, Angaben deshalb in Perzentilen (mmol/l) für drei Altersklassen bei Männern (Frauen mit 20 und 40 haben ca. 10 % niedrigere Werte).

Alter	▶ P-10	P-50	P-90
20	4,1	4,85	5,9
40	4,85	6,85	7,65
60	5,15	6,6	8,0

Anwendung Für die Abgrenzung von Hyperlipidämien im klinischen Kontext die Perzentile 90 geeignet; für die Verwendung als koronarer Risikofaktor s. die jeweiligen nationalen Empfehlungen.

Einteilung

Primäre Hypercholesterinämie
Phänotyp IIa
Phänotyp IIb

Sekundäre Hypercholesterinämie

Häufig Hypothyreose
Diabetes mellitus
Nephrotisches Syndrom
Cholestatische Leberkrankheiten
Alkoholabusus
Steroidtherapie

Selten Malignes Lymphom
Immunkomplexhyperlipidämie
Polycythaemia vera
Cushing-Syndrom
Hämochromatose
Akromegalie

Down-Syndrom

Sekundäre Hypocholesterinämie
Hyperthyreose
Malnutrition
Malabsorption / Maldigestion
Maligner Tumor
Leberzirrhose

Leberdystrophie

Myeloproliferative Krankheiten
Malaria

Weiterführendes

s. 95, 96

s. 97 Grundkrankheit suchen

TSH, T_3, T_4
BZ, HbA_{1c}
Proteinurie, Albumin ⬇, Ödeme
Bilirubin, aPh, US, Leberbiopsie
γ-GT, Makrozytose, Albumin, Quick

Lymphknotenbiopsie, B-Symptome

Erythrozytose, Splenomegalie
Serumkortisol ⬆, Adipositas, Osteoporose, BD ⬆
Eisen ⬆, Ferritin ⬆, Leberbiopsie (Fe-Färbung)
Längenwachstum der Akren ⬆, Kopfschmerz,
Hypophyse: CT und MRI
Trisomie 21, IQ ⬇, Retardierung

Schilddrüsenparameter

Histologie, Tumormarker
Leberenzyme, Makrozytose, Ammoniak,
Quick
Leberenzyme, Quick, Ammoniak,
Gerinnungsfaktoren
Blutbild, Knochenmarkuntersuchung
Blutausstrich, Serologie

● **Cholesterin der High-density-Lipoproteine, die aus einem kleineren Anteil von HDL$_2$ und einem größeren von HDL$_3$ bestehen**
● **Stark inverse Relation zum Triglyzeridgehalt**

Methodik	Zuverlässig ist die Ausfällung der Apo-B-enthaltenden Lipoproteine mit Phosphorwolframsäure und Cholesterin-bestimmung im Überstand (Schnellmethoden sind ungenau).

Referenzwerte   ▶ (Perzentilen, mmol/l)

	P$_{10}$	P$_{50}$	P$_{90}$
Männer	0,75	1,15	1,50
Frauen	1,00	1,50	1,90

Anwendung	Im Gruppenvergleich besteht eine negative Korrelation zum Koronarrisiko. Wegen großer Streubreite ist dieser Befund im Einzelfall schwierig zu verwerten. Das HDL-Cholesterin ist bei mäßig starken Cholesterinvermehrungen insofern eine Entscheidungshilfe, als ein niedriger Wert für eine aggressivere Therapie spricht. Das HDL-Cholesterin wird ferner für die Berechnung des LDL-Cholesterins nach der Friedewald-Formel benötigt (s. S. 148).
Erhöhte Werte	Der Quotient Cholesterin total/Chol-HDL liefert eine Zusatz-information nur bei moderat erhöhtem Gesamtcholesterin.
Häufig	Mäßiger Alkoholismus Fettreiche Ernährung Intensives Körpertraining Östrogene
Selten	Familiäre Hyperalphalipoproteinämie
Erniedrigte Werte	
Häufig	Hypertriglyzeridämie Adipositas Zigarettenrauchen Diabetes Leberkrankheiten Kohlenhydratreiche Ernährung Androgene
Selten **Rarität**	Familiäre Hypoalphalipoproteinämie Tangier-Krankheit Familiärer LCAT-Mangel (LCAT = Lecithin-Cholesterin-Acyltransferase) „Fisheye disease" Apo-A-I-Varianten Apo-C-II-Mangel

12

The Lipid research Clinics program Prevalence Study (Referenzwerte) (1979) Circulation 60 : 427.

● **Cholesterinanteil der Low-density-Lipoproteine**
● **Wichtigste atherogene Lipidfraktion**

Methodik	Die Bestimmung mittels Ultrazentrifuge ist sehr aufwendig, Schnellmethoden sind ungenau.

Für Routinezwecke ist die Berechnung nach der Friedewald-Formel ausreichend (gilt für Triglyzeridwerte bis ca. 5,0 mmol/l).

$$\text{LDL-Chol} = \text{Chol}_{tot} - \left[\frac{TG}{2,2} + \text{HDL-Chol} \right]$$

Referenzwerte

(mmol/l, ♂ und ♀)

	▶ P_{10}	P_{50}	P_{90}
20–24 Jahre	1,9	2,6	3,6
50–54 Jahre	2,7	3,7	4,8

Klinische Bedeutung:

In Einzelfällen mit hohem oder niedrigem HDL-Cholesterin ermöglicht das LDL-Chol eine bessere Abschätzung des koronaren Risikos als das Gesamtcholesterin.

Chol_{tot} = Gesamtcholesterin
TG = Triglyzeride

KREATINKINASE (CK, CK-MB)

- Hauptenzym der quergestreiften Muskelzelle
- 3 Isoenzyme: MM, MB, BB (Fraktion aus Untereinheiten Muskel [M] und Gehirn [Brain, B])

Referenzwerte:	50–200 U/l; CK-MB < 10 % der Gesamt-CK
Pathophysiologie:	– Jede hypoxische Läsion von Muskelzellen erhöht die Gesamt-CK (bei Gehirnzellen die BB-Fraktion)
	– Bereits geringe mechanische Traumen (i. m. Injektion, Sturz, epileptischer Anfall, körperliches Training beim Ungewohnten) erhöhen die CK
	– Nach hypoxischen Läsionen (z. B. Herzinfarkt) meßbarer Anstieg der CK mit einer Latenzzeit von 4–8 h.
Klinische Anwendung:	Gesamt-CK der diagnostische Schlüsselparameter beim Herzinfarkt, ebenso bei entzündlichen und degenerativen Muskelerkrankungen
	Zusätzliche Bestimmung der MB-Fraktion beim vermuteten Herzinfarkt steigert die Spezifität in bescheidenem Ausmaß
	Serielle Bestimmungen (Intervall 6–8 h) erhöhen die diagnostische Treffsicherheit

Herzinfarkt

	Sensitivität (%)	Spezifität (%)
Serielle CK-Bestimmung	95–98	67–75
Serielle CK-MB-Bestimmung	93–100	99

Muskelerkrankungen

Muskeldystrophie	75–95
Polymyositis	70
Myotone Dystrophie	50
Dermatomyositis	?

Anderweitige CK-Erhöhungen

Rhabdomyolyse, Crushsyndrom	↑↑↑	Hitzschlag, Erfrierung Opiate Clofibrat bei Niereninsuffizienz Statine in Kombination mit Ciclosporin, Kortison, Nikotinsäure oder Gemfibrozil
Maligne Hyperthermie	↑↑↑	
Myokarditis	↑↑	
Hypothyreose	↑	
Hirninfarkt, Darminfarkt		BB-Fraktion ↑
Karzinome		Mamma, Prostata
Diabetische Ketoazidose		
Idiopathisch (Rarität)		
Makro-CK	meist > 60-jährige	

12

- Ein Glykoprotein, in größerer Menge vom Fetus und bei bestimmten Tumoren des Erwachsenen gebildet
- Hauptbedeutung: Tumormarker (v. a. Hepatom)

Referenzwerte:	Nach der 1. Lebenswoche 20–40 ng/ml
Klinische Bedeutung	
Tumormarker	Konzentrationen von > 50 ng/ml sind pathognomonisch für einen AFP-produzierenden Tumor:
	Hepatom: in 70–90 % der Fälle mäßig bis stark erhöhte Werte
	Teratokarzinom (Hoden, Ovarien inkl. extragonadale Lokalisationen): in 75 % erhöhte Werte
	Pankreas-, Magen-, Bronchialkarzinom: geringfügige Erhöhungen
	Diagnostisch unergiebig
Unspezifische Erhöhungen	Virale und alkoholische Hepatitis
	Ataxia teleangiectatica
	Hereditäre Tyrosinämie
Fetale Mißbildungen	Wiederholte Vermehrungen von AFP > 100 ng/ml in der 16.–20. SSW bei der Mutter sind verdächtig auf:
	Anenzephalie
	Spina bifida
	Bauchwanddefekte
	Mehrlingsgravidität
	Intrauterine Mangelernährung
Erniedrigte Werte (< 20 ng/ml bei der Mutter)	Verdacht auf Down-Syndrom

Kessler S (1992) Memorix „Labordiagnostik", VCH.

- **Überwiegend intrazellulär gelagertes eisenspeicherndes Protein des retikuloendothelialen Systems**
- **In Spuren zirkulierendes Serumferritin im RIA meßbar**
- **Serumferritin korreliert hochgradig mit den Eisenreserven des Körpers**

Referenzwerte   ♂ 35–217 ng/ml (5.–95. Perzentile)
                                     ♀ 23–110 ng/ml

Klinische Bedeutung
Hauptparameter zur Diagnose und Verlaufskontrolle von Eisenmangel und Eisenüberladung.
Reagiert innerhalb Stunden auf Veränderungen des Eisenbestandes.
Jede Verminderung von Ferritin entspricht einer Eisenverarmung, nicht aber jede Vermehrung einem Overload.

Einteilung

Tiefes Ferritin   S-Ferritin < 18 ng/ml   Sensitivität: 33 %
                                                                      Spezifität: 100 %

Eisenmangel   vgl. Eisenmangelanämie S. 85

Erhöhtes Ferritin

   Primäre Eisenüberladung

   Hereditäre Hämochromatose   S-Ferritin > 200 ng/ml   Sensitivität: 85 %
                                                                      Spezifität: 95 %

   Hereditäre hämolytische Anämien
      Pyruvatkinasemangel
      Glukose-6-Phosphat-Dehydrogenase-Mangel
   Hereditäre sideroblastische Anämie
   Kongenitale dyserythropoetische Anämie
   Kongenitale Atransferrinämie (Rarität)

   Sekundäre Eisenüberladung
   Sideroblastische Anämien
   Thalassaemia major
   Polytransfusion
   Shunt-Siderosis (splenorenal oder portokaval)
   Pophyria cutanea tarda

   Ohne Korrelation zu Eisenspeicher
   Akute und chronische Lebererkrankungen
   Leukämie, speziell akute myeloische Leukämie
   Chronische Entzündungen:
      Rheumatoide Arthritis
      M. Crohn, Colitis ulcerosa
   M. Hodgkin
   Diverse Malignome

12

Jacobs AA et al. (1975) N Engl J Med 292 : 951-56 • Thomas L (1992) Labor und Diagnose. Med. Verlagsgesellschaft, Marburg.

- **Überträgt Glutamylreste von Glutathion auf Aminosäuren und Peptide**
- **Kommt v. a. im intrahepatischen Gallenwegsepithel vor**
- **Wegen hoher Empfindlichkeit als Suchtest für Leberzellschaden und Alkoholabusus geeignet**

Referenzwerte	♂ < 50 U/l ♀ < 32 U/l
Klinische Anwendung	Screening für irgendwelche Leber-/Gallenwegs-erkrankungen (Sensitivität ca. 95 %)
	Oft das einzig erhöhte Enzym bei Fett- oder Stauungsleber
	Sensibler Verlaufsparameter bei intra-/extrahepatischer Cholestase
	Sensibler Parameter für Alkoholabusus; geeignet zur Kontrolle der Abstinenz
	Normale γ-GT bei erhöhter alkalischer Phosphatase läßt auf extrahepatischen Ursprung der letzteren schließen.

Diagnostische Effizienz	Sensitivität (%)	Spezifität (%)
Aethylabusus	75	81
Leberparenchymschaden	83	82
Lebermetastasen	91	82

▶ Zur Labordiagnostik des Alkoholabusus

Keine Einzelparameter mit genügender Sensitivität und Spezifität. Als Suchtest sind γ-GT und MCV (> 96) geeignet. Zur Bestätigung dienen Kombinationen dieser Parameter mit dem Harnstoff (< 4 mmol/L).

	Sensitivität	Spezifität
γ-GT allein	75	81 %
MCV	79	80 %
Harnstoff	64	86 %
γ-GT + MCV	64	86 %
γ-GT + Harnstoff	52	97 %
Harnstoff + MCV	52	96 %
γ-GT + MCV + Harnstoff	44	100 %

Seit einiger Zeit wird das sog. Carbohydrate Deficient Transferrin (CDT) als Marker für Alkoholabusus angeboten. Die Überlegenheit über die oben genannten Parameter ist zur Zeit nicht erwiesen.

Hartmann G, Degiacomi B (1985) Schweiz med Wschr 115, Suppl 8 : 60.

● Umafaßt Albumin und sämtliche Globulinkomponenten, nicht aber Fibrinogen

Referenzwerte	65–85 g/l

Klinische Anwendung

Seit die einzelnen Komponenten quantitativ bestimmt werden können, findet die Gesamteiweißbestimmung nur noch beschränkt Anwendung, v. a. als Screening für Hypo- und Hyperproteinämien

Vermehrung

Plasmozytom
M. Waldenström
Exsikkose

Verminderung

Generelle oder Eiweißmangelernährung
Nephrotisches Syndrom
Schwere Lebererkrankungen
Exsudative Enteropathien
Hyperkatabolismus: Malignome, Hyperthyreose, chronische Entzündungen
Schwangerschaft
Überwässerung

Selten

Agammaglobulinämie
Schwartz-Bartter-Syndrom

12

- Endprodukt des Nukleinsäureabbaus
- Konzentration vorwiegend durch Nukleinsäureabbau und nicht durch Nahrungspurine bestimmt

Referenzwerte   ♀ 140–360 µmol/l
                          ♂ 210–480 µmol/l

Klinische Bedeutung   Ursächlicher Faktor für Gicht und Uratnephropathie
                          Klinisch relevante Hyperurikämie > 420 µmol/l

Hyperurikämie	Prävalenz ♂ 20 % ♀ 7 %
Gicht	Prävalenz 0,1–0,4 % d. h. rund 5 % ♂ mit Hyperurikämie haben Gicht
	Sensitivität bei Gicht ca. 95 % Spezifität jedoch niedrig

Einteilung
Hyperurikämie

Primär
  Gicht
  Lesh-Nyhan-Syndrom

Sekundär durch Harnsäurebildung ⬆

  Erhöhter Purinumsatz
  Malignes Lymphom
  Leukämie
  Polycythaemia vera
  Chemo- oder Strahlentherapie

  Nahrungsbedingt
  Purinreiche Kost
  Kalorienreiche Kost
  Ketogene Abmagerungsdiät
  Fasten
  Fruktosereiche Kost
  Infusion Sorbit, Xylit

Sekundär durch renale Harnsäure-ausscheidung ⬇

  Niereninsuffizienz
  Alkohol
  Exsikkose
  Organische Säuren
  Medikamente
  Bleiintoxikation
  Hyperkalzämie (s. S. 159)
  Hypothyreose
  Sarkoidose

Hypourikämie (sekundär)
  Medikamente
  Hochdosierte Salizylattherapie
  Morbus Wilson

Weiterführendes

Nierenparameter
Klinik

Gehirn, Leber, Spinat, (Gepökeltes)

Laktat, Azeton
Thiaziddiuretika, Salizylate, Ethambutol

Urikosurika

Kayser-Fleischer-Ring, Leberkupfergehalt ⬆

● **Wichtigstes Endprodukt des Eiweißstoffwechsels**

Klinische Bedeutung	Der Serum-Harnstoff als Parameter der Niereninsuffizienz ist weitgehend durch das Serum-Kreatinin verdrängt worden. Bei chronischen Nierenleiden korreliert Harnstoff besser mit den Urämiesymptomen als Kreatinin.
Referenzwerte	Mann 4,0–8,0 mmol/l Frau 3,5–7,5 mmol/l
Indikation	Niereninsuffizienz (ergänzend zu Kreatinin oder bei zusätzlicher Exsikkose) Frage nach Eiweißzufuhr (Mangelernährung, insbes. auch bei chronischem Äthylabusus)
Erhöhte Werte	Akute und chronische Niereninsuffizienz Postrenale Obstruktion (Stein, Tumor usw.) Exsikkose Abnorm hohe Eiweißzufuhr Prärenale Azotämie, z. B. bei Herzinsuffizienz Erhöhter Eiweißkatabolismus (Tumoren, Magen-Darm-Blutung)
Erniedrigte Werte	Eiweißarme Ernährung (u. a. chronischer Äthylismus) Generelle Mangelernährung Malabsorption Schwere Leberinsuffizienz Überwässerung (inkl. Schwartz-Bartter-Syndrom)

12

- **In B-Lymphozyten und Plasmazellen synthetisierte Glykoproteine**
- **Wichtige Antikörper der humoralen Immunantwort**
- **5 klinisch relevante Klassen: IgG, IgM, IgA, IgD, IgE**

Aufbau

Grundeinheit der Ig ist ein Monomer: 2 identische leichte Ketten (L-Ketten), verbunden mit 2 identischen schweren Ketten (H-Ketten).
MG ca. 150000. IgA bis IgG als Monomere; IgM als Pentamer

Funktion

Spezifische Bindung von Antigenen an freie Ig (in Körperflüssigkeiten) bzw. zellgebundene Ig (Rezeptor-B-Lymphozyten) und deren daraufhin beschleunigte Elimination (nach Aktivierung des Komplementsystems)

Referenzwerte (g/l)

IgG[a] 8–18

IgM 0,6–2,8

IgA 0,9–4,5

IgD 0,04
IgE 0,0003

[a]Handelspräparat: Sandoglobulin® (IVIG)

Merkmale

Wichtigste AK-Klasse; 4 Subklassen
IgG 1–4 (früher γ-Globuline genannt)
Passieren Plazentaschranke
Dominieren in der Frühphase der Immunreaktion
Überwiegend in externen Sekreten (Magen-Darm-Trakt, Luftwege, Speichel etc.)
Biologische Funktion wenig bekannt
Essentiell für allergische Sofortreaktion.
Spezifisches IgE zur Allergendifferenzierung (RAST: Radio-Allergen-Sorbent-Test)

Klinische Bedeutung
(speziell IgG und IgM)

Mangel
AK-Mangelsyndrom
 Primär hereditär
 Sekundär erworben
Syndrome mit Proteinverlust
Relative Verminderung normaler IgG bzw. IgM bei Paraproteinämie, in der Schwangerschaft

Überproduktion
Monoklonal (neoplastisch):
Paraproteinämien
– IgG: Plasmozytom
– IgM: M. Waldenström
– Andere seltenere Formen
Polyklonal (reaktiv):
Hypergammaglobulinämie
– chronische Leberkrankheiten,
 (z. B. Leberzirrhose)
– HIV-Infektion
– Sarkoidose
– Parasitosen
– Autoimmunprozesse

- Wichtigstes intrazelluläres Kation
- Kalium in Serum und Plasma gibt Körperbestand unvollständig wieder (98 % intrazellulär)

Referenzwerte	3,6–4,8 mmol/l

Klinische Anwendung	bei Störungen des Wasser- und/oder Elektrolythaushaltes:
	   mangelhafte Zufuhr
	   abnorme Verluste (Diarrhö, Schweiß usw.)
	   gestörte Nierenfunktion
	   Herzinsuffizienz
	bei Diuretika- und Digitalistherapie
	bei Herzrhythmusstörungen
	bei parenteraler Ernährung

▶ **Ursachen Hypokaliämie**

Gastrointestinal
Ungenügende Zufuhr mit der Nahrung
Abnorme Verluste: Erbrechen, Diarrhö, villöses Adenom, Ureterosigmoidostomie
Rarität: Vipom

Renal
Metabolische Alkalose
Diuretika
Osmotische Diurese (z. B. entgleister Diabetes mellitus)
Exzessive Mineralokortikoidwirkung (primärer und sekundärer Hyperaldosteronismus); Lakritzenabusus; Glukokortikoidüberschuß: Cushing-Syndrom, Steroidtherapie, ektope ACTH-Produktion)
Renale tubuläre Krankheiten: Renale tubuläre Azidose, Leukämie, Liddle-Syndrom (hereditärer Pseudohyperaldosteronismus)

Kaliumverschiebung in die Zellen
Insulineffekt (Therapie der diabetischen Hyperglykämie)
Alkalose
Hypokaliämische periodische Paralyse

▶ **Ursachen Hyperkaliämie**

Inadäquate Ausscheidung

Nierenversagen
   Akute Niereninsuffizienz
   Chronische Niereninsuffizienz (schwer)
   Tubulopathien

Nebenniereninsuffizienz
   M. Addison
   Hypoaldosteronismus

Medikamente mit Kaliumexkretionshemmung: Spironolacton, Triamteren, Amilorid, Trimethoprim hochdosiert (AIDS-Patienten)
ACE-Hemmer bei Niereninsuffizienz

Kaliumverschiebung aus den Zellen heraus
Azidose
Myonekrose, körperliche Anstrengung
Hämolyse (inkl. innere Blutungen)
Medikamente: Succinylcholin, Arginin, Digitalisintoxikation
Hyperkaliämische periodische Paralyse

12

Exzessive Zufuhr v. a. Infusion

Pseudohyperkaliämie
Thrombozytose
Leukozytose
Mangelhafte Punktionstechnik
In-vitro-Hämolyse

- **Sehr konstante Plasmakonzentration (2,25–2,6 mmol/l)**
- **Parathormon, Vitamin D und Calzitonin regeln die Plasmakonzentration**
- **Hyperkalzämie in 90 % durch Hyperparathyreoidismus und Malignome bedingt**

Ursachen der Hyperkalzämie

Endokrin:	Hyperparathyreoidismus primär	
	Hyperparathyreoidismus sekundär	
	Akute und chronische Niereninsuffizienz	
	Osteomalazie und Malabsorption	
	Aluminiumbedingte Osteomalazie	
	Hyperthyreose	Prävalenz ca. 25 %
	Cushing-Syndrom	
	MEN-Syndrom	
Medikamente:	Vitamin-D-Intoxikation	
	Thiazid-Diuretika	
	Östrogene, Androgene	
	Tamoxifen	
	Lithium	
	Vitamin A	
Verschiedenes:	Knochenmetastasen	
	Multiples Myelom	
	M. Hodgkin, myeloische Leukämie	
	Sarkoidose (M. Boeck)	
	Immobilisation	
	Familiäre hypokalzurische Hyperkalzämie	
	Porphyrie	

Ursachen der Hypokalzämie

Endokrin:	Hypoparathyreoidismus
	Pseudohypoparathyreoidismus
	Pseudopseudohypoparathyreoidismus
Medikamente:	Phenobarbital
	Phenytoin
	Mithramycin
	Calcitonin
Verschiedenes:	Hypalbuminämie*
	Chronische Niereninsuffizienz
	Akute Niereninsuffizienz (eher selten)
	Malabsorption
	Pankreatitis
	Familiär, mit latenter Tetanie, Verkalkung der Basalganglien
	Fettembolie

▶ Korrektur bei Hypalbuminämie:
Differenz in g/l von 40 g/l Albumin berechnen, pro fehlendes g/l 0,02 mmol/l addieren.
Statt dessen könnte auch das ionisierte Ca^{++} gemessen werden; für die klinische Routine jedoch entbehrlich

12

- **Im Muskel mit konstanter Rate aus Kreatinphosphat gebildet und glomerulär filtriert**
- **Bester Einzelparameter für die Nierenfunktion**

Referenzwerte	Männer 80–120 μmol/l
	Frauen 70–110 μmol/l
	Effektiv ist der Körperbau (Muskelmasse) zu berücksichtigen, ebenso das Alter
Klinische Anwendung	Ausgezeichneter Parameter für die globale Nierenfunktion, durch Nahrung nicht und durch Dehydratation wenig beeinflußt. Die Sensitivität ist allerdings gering, da ein Anstieg erst erfolgt, wenn die glomeruläre Funktion um rund 50 % eingeschränkt ist
Erhöhte Werte	Niereninsuffizienz (akut oder chronisch)
	Obstruktive Nephropathie
	Nephrotoxische Medikamente
	Medikamente mit Interferenz bei der tubulären Kreatininsekretion
	– Acetoheximid
	– Cimetidin
	– Trimethoprim
	Rhabdomyolyse
	Herzinsuffizienz
	Anorexia nervosa
	Multiples Myelom
	Akromegalie, Gigantismus
Erniedrigte Werte	Schwangerschaft
	Muskelatrophie

▶ Schätzung der Kreatinin-Clearance
(nach Cockroft und Gault)
Cl$_{Cr}$ Kreatinin-Clearance
S$_{Cr}$ Kreatinin im Serum

$$Cl_{Cr} \ (ml/min) = \frac{(140 - Alter) \ (kg)}{72 \ S_{Cr} \ (mg/dl)}$$

Männer: + 10 %   Frauen: – 10 %

- In zahlreichen Geweben und Blutzellen vorkommendes Enzym, sehr unspezifisch
- 5 Isoenzyme in der Elektrophorese

Referenzwert	stark methodenabhängig
Klinische Bedeutung	Gesamt-LDH selten diagnostisch relevant wegen unspezifischer Vermehrung bei zahlreichen Organläsionen; am nützlichsten als Verlaufsparameter
Klinische Anwendung	
Diagnostisch	**Isoenzym LDH** (oder α-Hydroxybuttersäuredehydrogenase, α-HBDH) bei abgelaufenem Myokardinfarkt (bis 8 Tage erhöht)
Verlaufsparameter	Subakute bis chronische Hämolyseprozesse Malignes Lymphom
Prognostisch	Bei multiplem Myelom ist eine mäßig erhöhte LDH ein prognostisch ungünstiges Zeichen: Tumormasse meist größer, Wachstum rascher und die Ansprechbarkeit auf Chemotherapie schlechter
Unspezifische Vermehrung	Herzinfarkt Hämolyse Leberparenchymschaden Lungenembolie Malignome Leukämien Myopathien Makro-LDH
LDH im Pleurapunktat	s. S. 181

12

Dimopoulos MA et al. (1991) Ann Int Med 115 : 931 – 935.

● **Hauptenzym für die Fettverdauung, spaltet Fettsäuren aus Mono-, Di- und Triglyzeriden ab**

Referenzwerte

< 65 U/l

Klinische Bedeutung

Die Lipase bleibt bei akuter Pankreatitis bis zu 14 Tagen länger erhöht als die Amylase; in Zweifelsfällen erbringt sie die Diagnose

Erhöhung

Akute Pankreatitis
Perforiertes oder penetrierendes peptisches Ulkus
Obstruktion des Ductus pankreaticus
Medikamentös bedingter Spasmus des Sphinkter Oddi (Morphin, Codein)

Diagnostische Effizienz bei akuter Pankreatitis

	Sensitivität (%)	Spezifität (%)
Lipase	86	99
Amylase	95	88

- **Wichtigstes Kation des Extrazellulärraums, maßgebend für die Osmolarität**
- **Veränderungen des Natriums reflektieren häufiger Änderungen im Wasser- als im Natriumhaushalt**

Referenzwerte	135 – 145 mmol / l
▶ Hyponatriämie (häufigeres Problem als Hypernatriämie)	

Gastrointestinale Verluste
  Erbrechen
  Durchfall
  Fisteln, Magendrainage
	Meist mit Kaliumverlust

Iatrogene Verluste
  Aszitespunktion, Pleurapunktat
  Diuretika (v. a. Thiazide)
	Höhlenergüsse

Verdünnungseffekt
  Herzinsuffizienz
  Infusion hypotoner Lösungen
  Leberzirrhose, nephrotisches Syndrom	

Renale Verluste
  Polyurie nach akutem Nierenversagen
  Salzverlustnephropathie	

Endokrin
  Morbus Addison
  Coma diabeticum mit Ketoazidose
  SIADH
  Hypothyreose
  Postoperativ
  Mangelnde Natriumzufuhr
	Risiko: Enzephalopathie bei Frauen vor Menopause

Schweißverluste	Alleiniger Wasserersatz
Pseudohyponatriämie	Hyperproteinämie
Hypernatriämie	

Wasserverlust
  Schwitzen
  Diabetes insipidus
Wassermangel
  Fehlendes Durstgefühl
  Schiffbrüchige, Wüste
Übermäßige Zufuhr
  Parenterale Ernährung
  Na-Bikarbonat-Infusion
  Na-Penizilline
Endokrin
  Morbus Cushing
  Primärer Hyperaldosteronismus
	Besonders bei alten Patienten

12

Truniger B (1974) Wasser- und Elektrolythaushalt. 4. Aufl. Thieme, Stuttgart.

- HPO$_4^{--}$, H$_2$PO$_4^-$
- **Wichtiges Strukturelement fast sämtlicher Zellen**
- **Hypophosphatämie weit wichtiger als Hyperphosphatämie**

Referenzwerte	0,8–1,5 mmol/l (höhere Werte bei Kindern und Jugendlichen)
Hypophosphatämie	
Häufig	Diabetes mellitus (v. a. Erholungsphase der diabetischen Ketoazidose) Hyperalimentation (mit alleiniger Glukose) Antazidatherapie Respiratorische Alkalose Chronischer Alkoholismus (speziell Entzugsphase) Gram-negative Sepsis
Weniger häufig	Metabolische Alkalose Hyperparathyreoidismus Fasten Vitamin-D-Mangel
Selten	Tubuläre Nierenaffektion Malabsorption Akute Gicht Familiäre Hypophosphatämie (diverse Formen mit Vitamin-D-resistenter Rachitis oder Tubulopathie) Familiär bedingte Stoffwechselleiden (Zystinose, M. Wilson, Fruktoseintoleranz, Tyrosinämie, Galaktoseintoleranz)
Hyperphosphatämie	
Häufig	Häufigste Ursache generell ist die akute und chronische Niereninsuffizienz (Kreatinin-Clearance < 25 ml/min)
Weniger häufig	Vitamin-D-Überdosierung Rhabdomyolyse Neoplasien (z. B. Leukämien, osteolytische Metastasten) Frakturen in Abheilung Azidose Körperliche Anstrengung
Selten	Hypoparathyreoidismus Pseudohypoparathyreoidismus M. Addison Akromegalie Hoher Ileus Sarkoidose Magnesiummangel

PSA (PROSTATASPEZIFISCHES ANTIGEN)

- **In den Drüsenzellen der Prostata gebildetes Glykoprotein**
- **Erhöhte Blutwerte bei Adenom und Karzinom der Prostata**

Referenzbereich	RIA: 0,1–2,7 ng/l
Klinische Anwendung	
Erhöhte Werte	
Zur Verlaufskontrolle eines behandelten Prostatakarzinoms (speziell nach Prostat-ektomie) Sensibler als die saure Prostataphosphatase Ungeeignet zur Früherkennung des Prostatakarzinoms	

	Sensitivität (%)	Spezifität (%)
Prostatahyperplasie	bis 83	
Lokalisiertes Prostatakarzinom vor Prostatektomie	81	< 50
Kleines lokalisiertes Prostatakarzinom	50	

Falsch hohe Werte	Nach Prostatamassage, Zysto-skopie, Prostatabiopsie
Tiefe Werte	Therapie mit Finasterid

12

Perrin P et al. (1991) Presse méd 20 : 1313.

● Limitierte Bedeutung als Maß für die Eisenreserven des Körpers, wenn Ferritin verfügbar
● Falsch-tiefe Werte wegen Eisenverschiebung in die Gewebe durch Infekte und Tumor-leiden

Referenzwerte   ♂ 10–28 μmol/l
                         ♀ 6,5–26 μmol/l

Starke Schwankungen zirkadian und von Tag zu Tag.
Falsch-hohe Werte bei unkorrekter Blutentnahme (Venenstauung, Hämolyse)
Methodisch falsch-tiefe Werte bei Lipämie

Klinische Anwendung

Eisenmangel   Serum-Fe < 7,2 μmol/l   Sensitivität   78%
                                                     Spezifität   36%

vgl. Eisenmangelanämie S. 85

Chronische Blutverluste
Mangelernährung (u. a. Vegetarier)
Resorptionsstörungen
Nephrotisches Syndrom

Eisenüberladung   Serum-Fe > 35,8 μmol/l   Sensitivität   68%
                                                     Spezifität   83%

Hämochromatose
Exzessive Zufuhr (Transfusionen)
Chronische Hämolyse
Hepatopathien

Serumeisen in Relation zu Transferrin als Parameter für die
Eisenüberladung: Transferrinsättigung > 62%

$$\blacktriangleright \text{Transferrinsättigung} = \frac{\text{Serumeisen (μmol/l)}}{\text{Transferrin (mg/dl)}} \cdot 398$$

Sicherste Labormethode für Eisenreserven ist **Ferritinbestimmung**
s. S. 151

TRIGLYZERIDE (Neutralfette)

- **Ester von Glyzerin mit Fettsäuren der Kettenlänge vorwiegend C16 und C18, gesättigt und ungesättigt**
- **Hauptlipidkomponente von VLDL, IDL und Chylomikronen**
- **Lipidfraktion mit großer biologischer Variabilität**

Methodik

Repräsentative Werte:
nach mindestens 12stündigem Fasten
Heutige enzymatische Methoden:
VK von 2–3%

Referenzwerte

(Perzentilen für Männer, mmol/l)

	P_{10}	P_{50}	P_{90}
20–24 Jahre	0,6	1,0	1,9
50–54 Jahre	0,8	1,4	2,85

Werte für Frauen: ca. 20% niedriger

Klinische Anwendung

Stark erhöhte Triglyzeride sind die Ursache einer akuten Pankreatitis in etwa 20% der Fälle. Sie sollen bei Pankreatitisverdacht früh bestimmt werden, da unter der üblichen Nahrungskarenz ein rascher Abfall stattfindet.

Erhöhte Triglyzeride

Hypertriglyzeridämie ist ein Risikofaktor für KHK und PAVK.* Ihre Rolle ist weniger gut gesichert als die für Gesamt- und LDL-Cholesterin; es fehlen z. T. gleichwertige Studien. Bestimmung bei jungen Patienten mit KHK und PAVK zur Risikoabschätzung bei multiplen Risikofaktoren, in allen Fällen von deutlicher Hyperlipidämie, vor allem auch für den Therapieentscheid, in allen Fällen von trübem Nüchternserum
* (Peripher-arterielle Verschlußkrankheit)

Häufig

Hyperlipidämie Typ IV, V, IIb
Alkoholabusus
Diabetes mellitus
Chronische Niereninsuffizienz
Nephrotisches Syndrom
Hypothyreose
Therapie mit Isotretinoin, Östrogenen (hochdosiert), anabolen Steroiden, β-Blockern (diskrete Vermehrung)

Selten

Hyperlipidämie Typ I, III
Glykogenose Typ I, III, IV

Rarität

„fish eye disease"
Apo-C-II-Mangel
Malignes Lymphom
Multiples Myelom

Erniedrigte Triglyzeridwerte

Malabsorption
Mangelernährung
Abetalipoproteinämie

12

The Lipid Research Clinics Program Prevalence Study (1979) Circulation 60 : 427.

- Wird gesteuert durch TRH (Thyreotropin Releasinghormon), T_3 und T_4
- Initialer Test der Schilddrüsenfunktion (s. S. 99)
- Stimuliert die Schilddrüse (Iodeinbau, Hormonsekretion)

Referenzwerte	Sind vom jeweiligen Labor zu übernehmen
Indikationen	Diagnose der Hypothyreose Differenzierung zwischen primärer (TSH ⬆) und zentraler Hypothyreose (TSH ⬇) Therapiekontrolle der Hypothyreose Screeningtest für Hyperthyreose Therapieparameter bei reseziertem Schilddrüsenkarzinom (Suppression von TSH mit T_4)
TSH erhöht	Primäre Hypothyreose Hashimoto-Thyreoiditis (inkl. $^1/_3$ der klinisch Euthyreoten) Medikamente: – Amphetamin – Iodhaltige Substanzen – Dopaminantagonisten (Metoclopramid, Chlorpromazin)
Selten	Thyreotoxikose infolge Hypophysentumor
TSH erniedrigt	Hyperthyreose Medikamente: – Glukokortikoide – Östrogene – Dopamin
Inkonstant	Fasten Akute Erkrankungen

DeGroot LJ et al. (1984) The thyroid and its Diseases. John Wiley and Sons, New York.

- Säure-Basen-Störungen sind Symptome einer Grundkrankheit
- Immer die Grundkrankheit suchen

Säure-Basen-Nomogramm

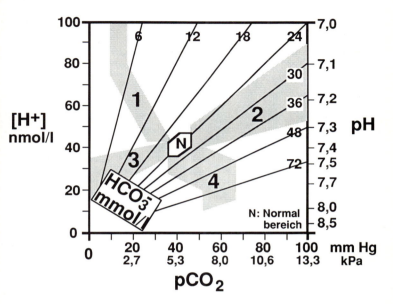

1: **Metabolische Azidose**   3: **Respiratorische Alkalose**
2: **Respiratorische Azidose**   4: **Metabolische Alkalose**

Einteilung Säure-Basen-Störungen

PCO₂ \ HCO₃⁻	< 21 mmol/l	21−29 mmol/l	< 29 mmol/l
> 6,0 kPa 45 mm Hg	Metab. Azidose Resp. Azidose	Reine resp. Azidose	Metab. Alkalose Resp. Azidose
4,5−6,0 kPa 35−45 mm Hg	Reine metab. Azidose	NORMAL	Reine netab. Alkalose
< 4,5 kPa 35 mm Hg	Metab. Azidose Resp. Alkalose	Reine resp. Alkalose	Metab. Alkalose Resp. Alkalose

12

Arieff AI et al. (1985) Fluid, electrolyte, and acid-base disorders. Churchill Livingstone, New York, Band 1 • Winters RW (1966) Terminology of acid-base disorders. Ann NY Acad Sci 133:211.

- **Laktat > 2,0 mmol/l, pH < 7,35, HCO_3^- < 21 mmol/l**
- **pCO_2 normal: unkompensierte Azidose, pCO_2 ⬇: kompensierte Azidose**
- **Vergrößerte Anionenlücke: $Na^+ - [Cl^- + HCO_3^-] > 12$ mmol/l**
- **Kußmaul-Atmung**
- **Schwere Laktazidose ist ein meist bedrohliches Krankheitsbild**

Typ	Hauptursachen
A	Kreislaufinsuffizienz mit verminderter Gewebsperfusion
A	Respiratorische Insuffizienz mit Hypoxie
A	Status epilepticus, körperliche Anstrengung
B	Äthylismus, Salizylatintoxikation
B	Diabetische Entgleisung

Einteilung

Typ A (mit Hypoxie)
Kreislaufinsuffizienz
(reduzierte Gewebsperfusion)
Kardiogener Schock: Herzinfarkt,
Herzinsuffizienz
Hypovolämischer Schock: Blutung,
Volumenverlust
Septischer Schock
Obstruktiver Schock: Lungenembolie,
Perikardtamponade

Respiratorische Insuffizienz mit Hypoxie
Chronisch-obstruktive Lungenerkrankung
Status asthmaticus
Intoxikation mit: Kohlenmonoxyd, Zyanid

Muskuläre Überbeanspruchung
Schwere körperliche Anstrengung
Status epilepticus
Hypothermie

Typ B (ohne Hypoxie)
B_1: Systemische Erkrankungen
Schwere Lebererkrankung (v. a. Vitamin-
B_1-Mangel)
Entgleister Diabetes mellitus
(v. a. ketoazidotisch)
Terminale Niereninsuffizienz
Leukämie, Lymphome, solider Tumor

B_2: Medikamentös/toxisch
Äthylalkohol
Methylalkohol, Ethylenglykol, Paraldehyd,
Salizylat, Paracetamol (Azetaminophen),
Nitroprussid-Natrium, Adrenalin,
Noradrenalin
Biguanide, Streptozotin, Isoniazid, Glukagon
Parenterale Ernährung mit: Fruktose, Sorbit, Xylit

B_3: Kongenital
Enzymdefekte (Inborn error of metabolism)
Primäre Myopathien

Verschiedenes
Primär, idiopathisch
D-Laktazidose

Weiterführendes

Laktat, Blutgasanalyse, Elektrolyte
Anionenlücke berechnen

Klinische Zeichen einer Gewebshypoxie

EKG, Echokardiographie

Blutkulturen
Lungenszintigraphie, Echokardiographie

Rö-Thorax, Lungenfunktionsprüfung
Rö-Thorax, Lungenfunktionsprüfung
CO-Hb, Zyanidspiegel

EEG
Kerntemperatur

Defekte mitochondriale O_2-Verwertung

Leberenzyme, Quick, Albumin, Ammoniak

BZ, Glukosurie

Kreatinin, Harnstoff, Urinproduktion
Histologie

z. B. Glukose-6-phosphatase-Mangel
CK, Aldolase, EMG, Muskelbiopsie

Spontan auftretend, keine Ursache eruierbar
Diarrhöe bei Kurzdarmsyndrom

Cohen RD, Woods HF (1976) Clinical and biochemical aspects of lactic acidosis. Blackwell, Boston • Orringer CE et al. (1977) N Engl J Med 297 : 796 • Oh MS et al. (1979) N Engl J Med 301 : 249.

- Verlust von Säuren oder Retention von HCO_3^-
- Oberflächliche Atmung als respiratorischer Kompensationsversuch
- pH > 7,45 HCO_3^- > 29 mmol/l
- Kalium- und Chloridmangel pathogenetisch bedeutsam

Hauptursachen

++++   Gastrointestinale Flüssigkeitsverluste
+++   Diuretika
++   Iatrogene Bikarbonatzufuhr

▶Pathogenetische Einteilung

Gesteigerte Säureverluste
Gastrointestinale Flüssigkeitsverluste
(hypochlorämische hypokaliämische
Alkalose) durch
Chronisches Erbrechen
Magendrainage (Saugsonden)
Diarrhöe (s. auch Kaliummangel S. 59, 60, 157)
Renale Ausscheidung
Diuretika
Quecksilberdiuretika, Thiaziddiuretika,
Furosemid, Ethacrynsäure
Steroideffekte

Kaliummangel
Renale Erkrankung
– In polyurischer Phase
– Harnwegsobstruktion
– Tubuläre Defekte
Diuretikainduziert
Mineralokortikoidüberschuß
– Steroidtherapie
– Cushing-Syndrom
– Primärer Hyperaldosteronismus

Erhöhte Alkalizufuhr (meist iatrogen)
Bikarbonatinfusion: posthyperkapnische
Alkalose
Hohe Dosen von Na^+- oder K^+-Penicillin
Milch-Alkali-Syndrom

▶Therapeutische Einteilung

Chlorsensible Formen
(Urin-Cl^- < 10 mmol/l)
– Gastrointestinale Verluste
– Diuretika
– Posthyperkapnische Alkalose

Chlorresistente Formen
(Urin-Cl^- > 20 mmol/l)
– Mineralokortikoidüberschuß
– Schwerer Kaliummangel

Weiterführendes

Blutgasanalyse
Kalium, Chlorid
Diuretikaanamnese (okkulter Abusus!)
evtl. Mineralokortikoidbestimmung

Neben der Behandlung der auslösenden
Ursache stellt die Zufuhr hinreichender
Mengen von Chlorid in Form von NaCl
bzw. KCl bei Hypokaliämie die wesent-
lichste therapeutische Maßnahme dar

12

Truniger B (1974) Wasser- und Elektrolythaushalt (Thieme) • Seldin DW et al. (1972) Kidney Int 1 : 306 •
Arieff AI et al. (1985) Fluid, electrolyte, and acid-base disorders. Churchill, Livingstone, New York, Band 1.

- **Zunahme von H^+ oder Verlust von HCO_3^-**
- **Kußmaul-Atmung als respiratorischer Kompensationsversuch**
- **pH < 7,35, HCO_3^- > 21 mmol/l**
- **PCO_2 normal: unkompensierte Azidose, pCO_2 ⬇: respiratorisch kompensierte Azidose**
- **Anionenlücke berechnen: $Na^+ - [Cl^- + HCO_3^-]$**

Anionenlücke   Hauptursachen

Erhöht (> 12 mmol/l)	Ketoazidose, Laktazidose, Nierenversagen
Normal (8–12 mmol/l)	Alkaliverlust, Chloridretention, exogene Säurezufuhr
Erniedrigt (< 8 mmol/l)	Paraproteinämie, Hypalbuminämie

Einteilung

Erhöhte Anionenlücke (Säureproduktion ⬆)

Ketoazidose (Ketonkörper ⬆)
Diabetes mellitus
Alkoholismus (akut oder chronisch)
Hunger (Lipolyse ⬆)

Laktazidose (s. S. 170)

Akutes oder chronisches Nierenversagen
(Säureausscheidung ⬇)

▶ **Normale Anionenlücke**

Frühes Nierenversagen

Renale tubuläre Defekte
Renale tubuläre Azidose (Cl^--Retention)

Hypoaldosteronismus, Nebenniereninsuffizienz
Kaliumsparende Diuretika

Alkaliverlust
(Serumbikarbonat < 21 mmol/l)
Diarrhöe (s. S. 59, 60)
Andere Harnableitung

Hydronephrose
Darmfisteln, Pankreasfisteln
Carboanhydrasehemmer

Anionisches Austauschharz

Säurezufuhr

Parenterale Ernährung mit kationischen
Aminosäuren

Metabolische Kompensation
Hyperparathyreoidismus

▶ **Erniedrigte Anionenlücke**
Kationische Paraproteinämie
Verminderte unbestimmte Anionen

Weiterführendes

Blutgasanalyse, Blutzucker, Laktat, Na, K, Cl, Kreatinin, Harnstoff, Anionenlücke

Normochlorämische Azidose

Azeton, Azetoazetat, β-Hydroxybutyrat
BZ
Leberenzyme, Quick, Albumin, Ammoniak
Ketonkörper im Urin

Laktat > 2,0 mmol/l (> 20 mg/dl)

Kreatinin (und Clearance), Harnstoff,
Urinproduktion

Hyperchlorämische Azidose:
Cl^- > 105 mmol/l

Serum-K^+ ⬇, Urin pH > 5,5 bei Typ 1
Urin pH < 5,5 bei Typen 2 und 4
Serum-K^+ ⬆

Spironolakton, Triamteren, Amilorid

Serum-K^+ ⬇, Bikarbonat im Stuhl ⬆
Serum-K^+ ⬇, Ureterosigmoidostomie,
Ileumblase

Serum-K^+ ⬇, Bikarbonat im Urin ⬆,
Azetazolamid, Mafenid
Cholestyramin

Ammoniumchlorid (NH_4Cl), Kalzium-
chlorid, HCl
Arginin, Lysin, Histidin

Respiratorische Alkalose

Monoklonale Proteinämie
Hypoalbuminämie

Emmett M et al. Medicine (1977) 56:38 • Narins RG et al. In: Arieff AI et al. (1985) Fluid, electrolyte, and acid-base disorders. Churchill Livingstone, New York, 281.

- **Hyperventilation, Tachypnoe**
- **Pulmonaler Verlust von CO_2; sekundärer renaler Verlust von HCO_3^-**
- **pH > 7,45, pCO_2 < 35 mm Hg (< 4,5 kPa)**
- **Grundkrankheit suchen**

Hauptursachen

++++   Angst, Schmerz, Fieber
+++   Hypoxie, Linksherzinsuffizienz, Pneumonie, Lungenembolie
++   Gram-negative Sepsis, früher Kreislaufschock
+   Zerebrovaskulärer Insult, dekompensierte Leberzirrhose
(+)   Salizylatintoxikation

Einteilung

Adrenerge Stimulation
Angst, Fieber, Schmerz
Ungewohnte körperliche Anstrengung

Hypoxie
Linksherzinsuffizienz (Hypoperfusion)
Lungenembolie
Lungenfibrose
Schweres Asthma
Intrapulmonaler Shunt (Pneumonie, Atelektase)
Höhenaufenthalt (> 3000 m)
Zyanotisches Herzvitium

Medikamentös

Verschiedenes
Gram-negative Sepsis
Frühstadium eines Kreislaufschocks
Zerebrovaskulärer Insult
Subarachnoidalblutung, Enzephalitis
Dekompensierte Leberzirrhose
Mechanische Beatmung
Schwangerschaft
Kompensation einer metabolischen Azidose

Weiterführendes

Blutgasanalyse, Atemfrequenz, Tetanie

Meist psychogene Hyperventilation

pO_2 < 90 mm Hg (< 12 kPa)

Szintigraphie, EKG
Rö-Thorax, Lungenfunktionsprüfung
Lungenfunktionsprüfung, Allergietestung

Echokardiographie

Salizylatintoxikation, Aminophyllin-therapie

Blutkultur, Lc, BSR, CRP
BD, Puls, Laktat
Schädel-CT, Karotis-Doppler
Schädel-CT, LP
Leberenzyme, Quick, Albumin, Ammoniak
Fehleinstellung der Beatmungsmaschine

s. S. 172

12

Whitelaw WH (1982) In: Guenter CA et al. Pulmonary medicine, Lippincott, Philadelphia, 193 • Arieff AI et al. (1985) Fluid, electrolyte, and acid-base disorders. Churchill Livingstone, New York, Band 1.

- Alveoläre Hypoventilation
- Retention von CO_2; sekundäre Retention von HCO_3^-
- pH < 7,35, pCO_2 > 45 mm Hg (< 6,0 kPa)
- Grundkrankheit suchen

Hauptursachen

Akute respiratorische Azidose
Sedativa, Barbiturate, Opiate, Anästhesie
Lungenödem, Pneumothorax, Lungenembolie
Herzstillstand
Bronchospasmus, Fremdkörperaspiration

Chronische respiratorische Azidose
Obstruktive Lungenkrankheit (COLD)
Restriktive Ventilationsstörung
Neuromuskuläre Krankheiten
Primäre alveoläre Hypoventilation

Einteilung

Störung des Atemzentrums
Medikamentös/toxisch

Unkontrollierte O_2-Zufuhr bei chronischer
Hyperkapnie
ZNS-Läsion
Schwere Hypokaliämie
Primäre alveoläre Hypoventilation
Zentrale Apnoe (Schlaf, Obesitas)

Bronchopulmonale Krankheiten
Obstruktive Krankheiten
Chronisch-obstruktive Lungenkrankheit
Asthma
Emphysem

Restriktive Krankheiten
Pleuraschwarte, Pleuraerguß
Lungenfibrose
Kyphoskoliose, M. Bechterew

Atemwegsverlegung (Larynx, Trachea, Bronchien)
Fremdkörper, Aspiration
Tumor
Laryngospasmus
Glottisödem

Maschinelle Beatmung

Verschiedenes
Massive Lungenembolie
Herzstillstand

Neuromuskuläre Krankheiten
Poliomyelitis
Rückenmarktrauma
Phrenikusparese
Guillain-Barré-Syndrom
Myasthenia gravis
Botulismus
Myopathien
Tetanus

Weiterführendes

**Blutgasanalyse, Hb (sekundäre Poly-
zythämie), Rö-Thorax, Lungenfunktionsprüfung**

Sedativa, Barbiturate, Opiate, Alkohol,
Succinylcholin, Aminoglykoside
PO_2, pCO_2 unter O_2-Gabe

Schädeltrauma, Insult
Kalium
Langzeitoxymetrie
Langzeitoxymetrie

Rö-Thorax, Lungenfunktionsprüfung
Evtl. exspiratorischer Stridor

Rö-Thorax, Lungenfunktionsprüfung

WS Rö.

Inspiratorischer Stridor, Zyanose (s. S. 30)

Totraum ⬆, Atemzugvolumen ⬇

Lungenszintigraphie

Serologie

Rö-Thorax, Thoraxdurchleuchtung
Aszendierende Parese, LP: Eiweiß ohne Zellen ⬆
Muskelschwäche (Diplopie, Ptose, Schluckstörung)
Hirnnervenlähmungen (akute Diplopie!)
CK, EMG

Whitelaw WH (1982) In: Guenter CA et al. Pulmonary medicine, Lippincott, Philadelphia, 193 • Arieff AI et al. (1985) Fluid, electrolyte, and acid-base disorders. Churchill Livingstone, New York, Band 1.

PUNKTATDIAGNOSTIK (Transsudat, Exsudat)

- **Transsudat: Nichtentzündliche seröse Flüssigkeit**
- **Exsudat: Entzündliche Flüssigkeit; leicht trüb, purulent, hämorrhagisch und/oder chylös**
- **Eiweiß- und LDH-Quotienten berechnen**

Typ	Hauptursachen
Transsudat	Kongestive Herzinsuffizienz, Leberzirrhose, Peritonealdialyse, nephrotisches Syndrom, Malnutrition, venöse Obstruktion, Pericarditis constrictiva
Exsudat	Infektion, Neoplasie, Kollagenose, posttraumatisch, Dressler-Syndrom, pankreatogen, lymphatische Obstruktion

Weiterführendes

Laborparameter	Transsudat	Exsudat	
spez. Gewicht	< 1015	> 1015	
pH	> 7,3	< 7,2	
Eiweiß	< 25–30 g/l	> 30 g/l	
Eiweißquotient[a]	< 0,5	> 0,5	1 oder mehrere dieser Zeichen:
LDH	Tief	Hoch	Spezifität und Sensitivität
LDH-Quotient[b]	< 0,6	> 0,6	über 98% für Exsudat
Erythrozyten	< 10 000/µl	>100 000/µl	
Leukozyten	< 1000/µl	>1000/µl	
	Wenige Lymphomonozyten	> 50% Polymorphkernige: Entzündung	
	< 50% Polymorphkernige	> 50% Lymphozyten: Tumor, Tbc	
Glukose	Wie im Blut	Tiefer als im Blut	
	Keine	≥ 50% des Blutes	
Zellnachweis	Negativ	Positiv	
Färbungen (z. B. Gram)	Negativ	Evtl. Positiv	

[a] $\dfrac{\text{Eiweiß}_{\text{Punktat}}}{\text{Eiweiß}_{\text{Serum}}}$; [b] $\dfrac{\text{LDH}_{\text{Punktat}}}{\text{LDH}_{\text{Serum}}}$

Light RW et al. (1972) Ann Intern Med 77 : 507 • Reynaert MS et al. (1984) Intensive Care Med 10 : 301 • Sahn SA. (1988) Am Rev Respir Dis 138 : 184.

12

● Ursachen > 90 %: Leberzirrhose, Neoplasie, Tbc, kongestive Herzinsuffizienz
● Nachweis: Klinisch ab 1000 ml, im Ultraschall ab 50 ml Flüssigkeit

%	Hauptursachen	Typ
70–80	Leberzirrhose (v. a. äthylisch)	Transsudat
10–20	Neoplasie	Exsudat
5–10	Kongestive Herzinsuffizienz	Transsudat
< 5	Tbc	Exsudat

Einteilung

Extraperitoneale Ursache:
Transsudat
  Mit portaler Hypertension
  Hepatogen
    Leberzirrhose
    Lebernekrose (Virushepatitis)
    Leberfibrose
  Kardial
    Kongestive Herzinsuffizienz
    Pericarditis constrictiva
    Trikuspidalinsuffizienz

  Venöse Obstruktion
    Vena cava inferior

    Vena portae

    Veno-occlusive disease
    Lebervenen (Budd-Chiari-Syndrom)
  Ohne portale Hypertension
  Hypoalbuminämie
    Malnutrition

    Nephrotisches Syndrom
    Exsudative Enteropathie
  Nach Schocktherapie
    Überwässerung

Extraperitoneale Ursache: Exsudat
Pankreatogen
Pankreatitis
Pankreaspseudozyste
Verschiedenes
Myxödem[a]
Meigs-Syndrom[a]
Struma ovarii
Chylöser Aszites
Läsion des Ductus thoracicus

Filariose

Peritoneale Ursache: Exsudat
Neoplasie
Metastasen: Leber, Peritoneum
Leukämie, Lymphom
Leberzellkarzinom
Mesotheliom
Pseudomyxoma peritonei
Infektion
Bakteriell
Tbc
Nach Organruptur

Weiterführendes (s. S. 175)

US, CT, Bakteriologie, Zytologie, Leberenzyme, Laparoskopie, Peritonealbiopsie

Leberenzyme, Makrozytose, Histologie
Leberenzyme, Gerinnungsfaktoren, Ammoniak
aPh ⬆, Histologie

Echokardiogramm
Echokardiogram (s. S. 54)
Holosystolikum 4–5 ICR, v-Welle-
Jugularvenenpuls ⬆

Venenduplex, negativer hepatojugulärer Reflux,
Beinödeme
Venenduplex, Umgehungskreislauf (Ösophagus,
Rektum)
Histologie, Venenduplex, bei Knochenmarktransplantation
Venenduplex, Angiographie, Lebervenen, Histologie

Gewichtsverlust, Reduktion des subkutanen Fetts
(s. S. 19)
Proteinurie, Albumin ⬇, Cholesterin ⬆, Ödeme
Grundkrankheit suchen, radiomarkierte Makromoleküle

Punktat: Amylase ⬆
Punktat: Amylase ⬆, US

T_4 ⬇, Hypothyreose
US: Ovarialfibrom, Pleuraerguß
Hyperthyreose, US

Punktat: Fettgehalt ⬆ (10–40 g/l), TGL ⬆,
Cholesterin ⬇
Nächtliche Blutkulturen, Serologie

Punktat: Zytologie
Blutbild, Knochenmarkuntersuchung
Punktat: Zytologie, α-Fetoprotein, Hepatitisserologie
Histologie
Mukozele (Appendix, Ovar)

Gram-Färbung, Kultur
Kultur, Leberbiopsie
Schmerz, Peritonitis

Verschiedenes	
Barium, Talk-, Stärkepuder	Nach Röntgenuntersuchung, postoperativ
Sarkoidose	Histologie
Kollagenosen	Polyserositis, Lupus erythematodes
Amyloidose	Histologie (Peritoneum, Rektum, Zunge)
Morbus Whipple	Malabsorption, Dünndarmbiopsie (Tropheryma whippelii)
▶ **Fehldiagnose Aszites**	Pankreaspseudozyste, Hydronephrose, Ovarialzyste, im Zusammenhang mit Peritonealdialyse, Extrauteringravidität, Adipositas, Harnretention

ªAuch Transsudat möglich

Cattan EL Jr et al. (1982) JAMA 247:1146 • Rocco VK et al. (1986) Ann Int Med 105:573 • Satz N (1991) Schweiz Med Wschr 121:536 • Runyon BA (1994) N Engl Med 330:337.

12

- **Synovialflüssigkeit: Hyaluronsäurereiches Plasmadialysat**
- **Wichtig zur Differenzierung infektiöser Arthritiden**
- **Nachweis von Kristallopathien**

	Gruppe	Hauptursachen
I	Nichtentzündlich	Arthrose, Reizerguß, Osteochondritis, (Osteochondromatose)
II	Entzündlich	Chronische Polyarthritis, Morbus Reiter, Kristallsynovitis (Gicht), Psoriasis, ankylosierende Spondylitis, enteropathische Arthritis (z. B. Colitis ulcerosa, M. Crohn), rheumatisches Fieber, Lupus erythematodes, Sklerodermie (evtl. auch nichtentzündlich)
III	Septisch/infektiös	Bakterielle Infektion
IV	Hämorrhagisch	Trauma, Hämophilie, Neoplasie, neuropathische Arthropathie (evtl. auch nichtentzündlich)

Weiterführendes

	Farbe	Trübung	Vis-kosität	Muzin-koagel	Lc/µl	Poly-morphe	Glukose im Serum	Kultur	Verschie-denes
Normal									
	Srohgelb	Transparent	⬆	Fest	< 200	< 25 %	Gleich	Negativ	
I Nichtentzündlich									
	Hellgelb	Transparent	⬆	Fest	200–2000	< 25 %	Gleich	Negativ	
II Entzündlich									
cP:	Gelb	Trüb	⬇	Brüchig	2000–100000	> 50 %	> 75 %	Negativ	Immun-komplex
SLE:	Gelb	Trüb	n = ⬇	Brüchig	2000–100000	< 25 %	Gleich	Negativ	Komple-ment ⬇
Gicht:	Weißlich	Trüb	⬇	Brüchig	2000–100000	> 50 %	Gleich	Negativ	Kristalle
III Septisch									
Bakt:	Gelb-grün	Trüb	⬇-n-⬆	Brüchig	> 100000	> 75 %	< 50 %	Oft Positiv	
Tbc:	Gelb-grün	Trüb	n-⬇	Brüchig	2000–100000	> 50 %	> 50 %	Positiv	
IV Hämorrhagisch									
	Rötlich	Trüb/blutig	⬆		Erythrozyten	Wie Blut	Gleich	Negativ	

Rodnan GP. JAMA (1973) 224:662.

● Unentbehrlich zum Ausschluß einer Meningitis
● Vor Punktion: Stauungspapillen ausschließen, Quick und Tc kontrollieren

Weiterführendes

Ursache	Aspekt	Druck (cm H$_2$O)	Zellen[a] (pro l)	Eiweiß (g/l)	Glukose % Serum	Laktat (mmol/l)	Verschiedenes[b]
Normwert	Klar	5–15	<5·10^6	0,1–0,45	<60	<1,6	Kein Nachweis von Bakterien, Viren, pH: 7,3–7,4
Meningitis							
● Bakteriell	Trüb	>20 ↑	>1,2·10^9 Poly <1·10^9	>1,0	<40	>>1,6	Direktpräparat in 80 % positiv, Chlorid ↓, pH <7,3
● Viral	Klar	n–↑	<1·10^9 Ly ↑	n–↑	n	n	Serologie, pH normal
● Tbc	Klar/trüb	n–↑	<1·10^9 Ly ↑	0,5–5,0	<40	>1,6	Direktpräparat in 35 % positiv, Chlorid ↓↓, Spinnengewebsgerinnsel
Enzephalitis							
● Viral	Klar	n	Ly ↑	n–↑	n–→	n–↑	Neurotrope Virusserologie, HIV-Nachweis, CT
Hirnabszeß	Klar/trüb	n–↑	Poly ↑	n–↑	n–→	>1,6	Chlorid ↑, Kultur
Blutung							
● Zerebral	Klar/blutig	n–↑	Ec n–↑	n–↑	n	n	CT
● Subarachnoidal	Blutig	↑–n–↑	Ec ↑↑	n–↑↑↑	n	n	Nach 8 h Xanthochromie
● Subdural	Klar/blutig	↑–n–↑	n	n–↑	n	n	CT, Angiographie, evtl. Xanthochromie
Thrombose	Klar/blutig	n–↑	Ly n–↑	n–↑	n	n	CT, Angiographie (venöse Phase)
Neoplasie							
● Meningeal	Klar	n–↑	n–↑	n–↑	n–↓–→	n	Zytologie
● Zerebral	Klar	n–↑	Ly n–↑	n–↑	n–↓–→	n	evtl. Xanthochromie
Multiple Sklerose	Klar	n	Plasma n–↑	n–↑	<60	n	IgG ↑ (90 % oligoklonal)

[a] Zellen. Poly Polymorphkernige, Ly Lymphozyten, Plasma Plasmazellen.

[b] Bakteriologie, Virologie, Zytologie, andere Untersuchungen.

12

Differenzierung von Blut-Liquor-Schrankenstörung (autochthone IgG-Produktion des ZNS)

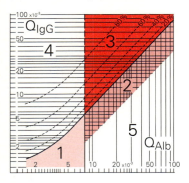

Zur Charakterisierung der Blut-Liquor-Schrankenfunktion wird der Quotient aus Liquor- und Serumkonzentration von Albumin (Q_{Alb}) bestimmt. Der Liquor-Serum-Quotient für IgG wird als Funktion des Albuminquotienten im Schema eingetragen und erlaubt so die Unterscheidung von 5 verschiedenen Fällen:

1. Normalbereich;
2. reine Schrankenstörung ohne lokale IgG-Synthese;
3. Schrankenfunktionsstörung mit zusätzlicher IgG-Synthese im ZNS;
4. reine IgG-Synthese im ZNS ohne Schrankenfunktionsstörung;
5. in diesem Bereich finden sich aus empirisch gesichertem Zusammenhang keine Werte, bzw. sind diese auf Fehler bei der Blutentnahme oder auf Analytikfehler zurückzuführen.

Generell liegen Fälle mit lokaler IgG-Synthese im ZNS oberhalb der dick gezeichneten Linie (Hyperbelfunktion). Werte darunter repräsentieren meist Liquor-Serum-Quotienten für IgG, die durch passive Diffusion vom Serum-IgG in den Liquor zustande kommen. Eine isoelektrische Fokussierung kann in diesem Bereich aber aufgrund der höheren Empfindlichkeit noch lokal im ZNS synthetisierte Fraktionen identifizieren (oligoklonales IgG). Die %-Linien in den Bereichen 3 und 4, die in der logarithmischen Darstellung zur Differenzierungslinie verlaufen, geben an, wieviel % des gemessenen Gesamt-IgG im Liquor aus dem ZNS stammen.

Tourtelotte WW et al. Cerebrospinal fluid. In: Youmans JR Neurological surgery (2. Aufl) • WB Saunders (1982) Philadelphia, Vol 1 : 423 • Reiber H et al. (1987) Clin Chim acta 163 : 319 • Berlit P (1991) Memorix Spezial Neurologie (2. Aufl). VCH, Weinheim. 78.

PLEURAERGUSS

- In 40–50 % neoplastische Ursache
- Nachweis: Klinisch > 300–500 ml, radiologisch nachweisbar: > 250 ml Flüssigkeit
- Bilaterale Ergüsse meist Transsudate

Typ	Hauptursachen
Transsudat	Kongestive Herzinsuffizienz (35 %), Leberzirrhose (6 %)
Exsudat	Infektion (30 %), Neoplasie (25 %), Lungenembolie (20 %)

Einteilung
Transsudate

Kardial
Kongestive Herzinsuffizienz
Pericarditis constrictiva

Hypoproteinämie
Leberzirrhose mit Aszites
Malnutrition

Nephrotisches Syndrom

Vaskulär
Lungenembolie mit Infarkt[a]
Obstruktion der Vena cava superior

Verschiedenes
Peritonealdialyse
Glomerulonephritis
Falsch liegende zentralvenöse Katheter

Exsudate

Neoplasie
Pleurale Metastasen
Primärer Pleuratumor

Infektion
Parapneumonisch, Empyem

Subphrenische Infektion

Vaskulär
Lungenembolie mit Infarkt

Posttraumatisch
Oft Hämato-, Chylothorax,
Empyem nach Thorax-Lungen-
verletzung
Ösophagusruptur

Kollagenosen
Lupus erythematodes
Rheumatoide Arthritis
Periarteritis nodosa
Wegener-Granulomatose

Medikamentös
Nitrofurantoin, Methysergid,
Dantrolen, Bromocriptin,
Procarbazin

Lymphatische Obstruktion
Ductus thoracicus (chylös)

Weiterführendes (s. S. 175)

Dyspnoe, Echokardiogramm
Echokardiogramm, s. S. 54

Leberenzyme, Quick
Gewichtsverlust, Reduktion von subkutanem Fett,
s. S. 119
Proteinurie, Albumin ⬇, Cholesterin ⬆, Ödeme

Lungenszintigraphie
Thrombose, Tumor: Phlebographie, Rö-Thorax

Hämaturie (glomeruläre Ec), Ödeme, Hypertonie

evtl. Thorakoskopie

Bronchial-, Mammakarzinom, Lymphome
Mesotheliom

Bakterien (auch anaerob), Primärer Erguß, Tbc,
Viren, Pilze, Parasiten
Pankreatitis, Cholezystitis, Abszeß, Leber, Milz

Lungenszintigraphie, Pulmonalisangiographie

Erguß: Amylase ⬆, pH < 6,0, Breischluckpassage

Schmetterlingserythem
Erguß: Glukose ⬇⬇, Komplementfaktoren ⬇
Erguß: Glukose ⬇⬇

Erguß: Eosinophile ⬆

Erguß: Fettgehalt ⬆ (10–40 g/l), TGL ⬆, Cholesterin ⬇

12

Verschiedenes
Asbestose
Dressler-Syndrom
Sarkoidose
Urämie
Myxödem[b]
Meigs-Syndrom[b]

[c]In 75 % Exsudat.
[b]Auch Transsudat möglich.

Erguß: Eosinophile ⬆ in 10 %
Pleuroperikarditis, Myokardinfarkt, Perikardiotomie
Lymphknotenhystologie
Kreatinin, Harnstoff, Urinproduktion
T4 ⬇, TSH ⬆
US: Ovarialfibrom, Aszites

▶ **Einteilung nach primärem Aspekt**

Trüb
Neoplasie
Infektionen, Empyem
Lungeninfarkt
Kollagenosen

Hämorrhagisch
Neoplasie
Lungeninfarkt
Tbc
Posttraumatisch
Hämorrhagische Diathese
Thorakale Endometriose

Chylös (selten)[a]
Läsion des Ductus thoracicus
Verlegung des Ductus thoracicus
Verlegung der Cysterna chyli
Cave Verwechslung mit Empyem[a]

[a]Unterscheidung Chylothorax / Empyem: Nach hochtourigem Zentrifugieren sedimentieren die Lc beim Empyem, die Chylomikronen rahmen auf.

Rabin CB et al. J Mt Sinai Hosp (1957) 24 : 45 • Light RW et al. Ann Intern Med (1972) 77 : 507 • Light RW. Pleural Diseases (2. Aufl) • Lea Febiger, Philadelphia (1990) • Loddenkemper R. DMW (1992) 117 : 1487.

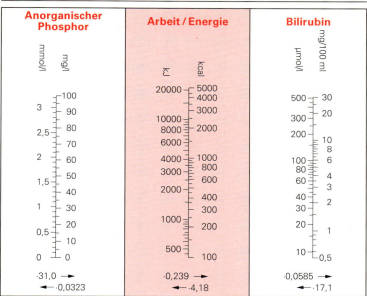

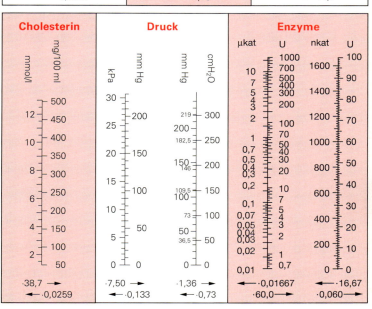

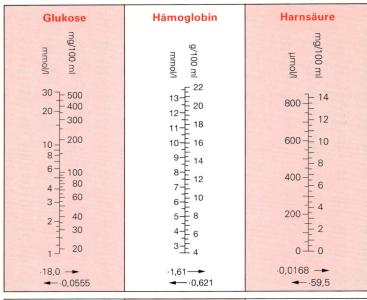

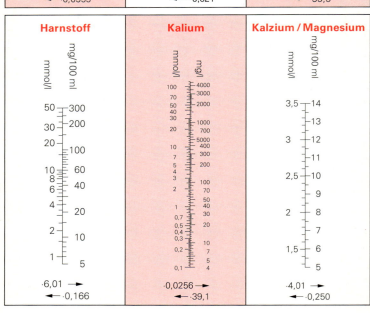

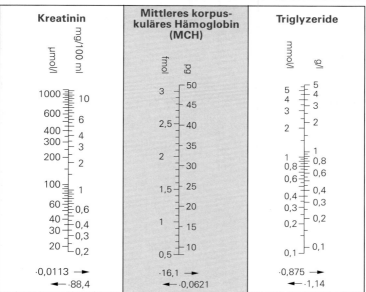

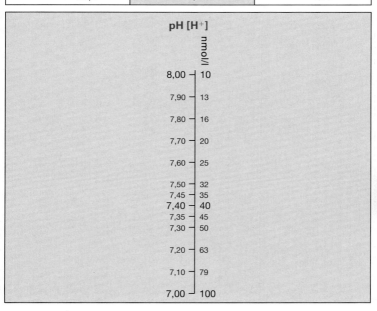

ALVEOLÄRE/AZINÄRE VERSCHATTUNG (INKL. AIDS)

- **Unscharf begrenzte Herdschatten von wenigen mm bis 3 cm Größe**
- **Bei starker Ausprägung Konfluenz**
- **Verteilung evtl. segmental, lobär**
- **Positive Luftbronchogramme möglich**

Einteilung

▶ **Infektiös**

Weiterführendes

Bakterien

Staphylokokken

evtl. **lobär-segmental**, oft doppelseitig, Abszesse häufig; Pleuraerguß, Pleuraempyem; oft hospitalisierte Patienten mit Resistenzminderung oder postviral

Streptokokken

evtl. **lobär-segmental**; weniger Abszesse; bei Misch- oder sekundären Infektionen

Pneumokokken

Homogene Verschattung mit Luftbronchogramm, auf einen Lappen beschränkt; Pleuritis und Abszeß selten; typisch bei Alkoholismus oder Immunschwäche, als Bronchopneumonie bei vorbestehender COLD (chronische obstruktive Lungenkrankheit)

Klebsiellen

Homogen mit Luftbronchogrammen, meist Oberlappen, Abszeß und Erguß häufiger; bei Alkoholismus

Hämophilus influenzae

Bronchopneumonie oder lobär-segmentale, oft Erguß; bei Kindern häufig

Pseudomonas aeruginosa

Oft beidseitig mit Abszedierung; hospitalisierte Patienten

Legionella

Fleckig, rasch progredient

Mykoplasmen

Initial **interstitielles**, dann meist fleckförmiges Infiltrat, oft im Unterlappen, evtl. bilateral; häufig Kinder und junge Erwachsene

Viren

Inhomogen-segmental (Bronchopneumonie)

Zytomegalie

Diffus-bilaterale Infiltrate, peripher; bei Immunsuppression

Varizellen

Konfluierende kleine Fleckschatten; wenn ausgedehnt, Bild wie bei alveolärem Lungenödem

Tuberkulose

Primär: meist homogen, segmental-lobär mit Lymphknotenvergrößerung evtl. mit Pleuraerguß
Postprimär: unscharf begrenzte, **inhomogene** alveoläre Infiltrate in Oberlappen ohne Lymphknotenvergrößerung oder Erguß; Tendenz zur Kavernenbildung

Atypische Mykobakterien

Wie primäre Tbc; mit negativem Tuberkulintest; typisch bei Immunschwäche

Rickettsien
Coxiella burnetii (Q-Fieber)

Homogen, segmental-lobär; evtl. mit Pleuraerguß bei Q-Fieber in 50 % Pneumonie

Parasiten
Pneumocystis carinii

Initial perihiläre interstitielle Infiltrate mit peripherer Ausbreitung, später fleckige Konsolidation und alveoläre Infiltrate. Selten Hilusvergrößerung oder Pleuraerguß; typisch bei Immunschwäche

Pilze
Kandidose

Meist bei Immunsupprimierten
Fleckig-segmental, häufig inhomogen (hämatogen)

Aspergillose

Unscharf begrenzte, einzelne oder multiple Konsolidationen; meist sekundär bei bestehender Lungenkrankheit (Aspergillom)

13

Einteilung

Histoplasmose

Poststenotische Pneumonie

▶ **Nichtinfektiös**

Aspiration

Lungenödem

ARDS
(acute respiratory distress syndrome)

Lungeninfarkt

Lungenkontusion

Lymphom, Alveolarzellkarzinom

Strahlenpneumonitis

Fortgeschrittene Pneumokoniose/Fibrose

Kollagenosen
Systemischer Lupus erythematodes
Löffler-Syndrom

▶ **Infiltrate bei AIDS-Patienten**

Infektiös

Häufig
Pneumocystis carinii
Mykobacterium
Pneumokokken, Staphylococcus
aureus, Hämophilus

Weniger häufig
Zytomegalievirus
Nokardiose, Histoplasmose
Kryptokokkose
Kokzidiose

Selten
Atypische Mykobakterien
Legionellen
Toxoplasmose, Aspergillose, Strongyloidose

Nichtinfektiös

Häufig
Kaposi-Sarkom
Kongestive Herzinsuffizienz

Weniger häufig
Lymphoide interstitielle Pneumonie
Unspezifische interstitielle Pneumonie
Lymphom
Zustand nach Strahlen- oder
Chemotherapie

Weiterführendes

Hilus-Lymphknoten vergrößert; Ähnlichkeit mit Tbc in primärer und postprimärer Phase; in USA häufiger

Homogene Verschattung, exakt lobär-segmental; bei Bronchialkarzinom, -adenom, Fremdkörper

Bronchoskopie

Bei vorbestehenden Lungenerkrankungen atypisches Bild mit lokalisierten Verschattungen

Bilaterale Infiltrate

Oft Unterlappen, mit Erguß und Zwerchfellhochstand, evtl. keilförmig, mit langsamer Rückbildung (1 Monat)

Rasche Rückbildung der Verschattung

Punktion

Akut: homogen
Chronisch: inhomogen, fibrosierend

Konfluierend-nodulär

Basal, inhomogen, meist mit Pleura-Perikarderguß
Flüchtige eosinophile Infiltrate, evtl. Eosinophilie

Burgener FA, Kormano M (1988) Röntgenologische Differentialdiagnostik, p 335, 2. Aufl, Thieme • Fraser RG, Pare JAP et al. (1991) Diagnosis of Diseases of the Chest, p 3013–3045, 3d ed., Saunders • Eisenberg RL (1992) Clinical Imaging, an Atlas of Differential Diagnosis, ch C21–23, 2nd ed., Aspen Publishers • MGH Case Records-New Engl J Med (1993) 329 : 649.

- **Normaler Hilus scharf begrenzt, schlank**
- **Hilus links höher als rechts**
- **Pulmonalarteriendurchmesser < 15 mm (rechte Unterlappenarterie)**

Einteilung

▶ **Einseitig**

Lymphadenopathie
Entzündlich
– Viral
– Bakteriell, Tuberkulose
– Histoplasmose

Neoplastisch
– Zentrales Bronchialkarzinom
– Malignes Lymphom
– Metastasen

Vaskulär
Akute Lungenembolie
Pulmonalarterienaneurysma, -fistel, -koarkation

Physiologische Normvariante
(betontes Pulmonalissegment)

▶ **Beidseitig**

Lymphadenopathie

Entzündlich: viral, Mykoplasmen, Tuber-
kulose, Histoplasmose
Neoplastisch (wie oben)
Sarkoidose
Silikose

Vaskulär
Pulmonale Hypertonie
Pulmonalvenöse Kongestion
Beidseitige Lungenembolie
Pulmonalklappenvitien
Vitien mit Links-rechts-Shunt

Weiterführendes
CT

Sputumuntersuchung

Lungenszintigraphie

Links, v. a. junge Frauen

Häufig zusätzlich mediastinale Lymphknotenvergrößerung

Echokardiographie, Rechtsherzkatheter

13

Burgener FA, Kormano M (1988) Röntgenologische Differentialdiagnostik, p 293, 2. Aufl, Thieme • Fraser RG, Paré JAP et al. (1991) Diagnosis of Diseases of the Chest, p 3140–3147, 3d ed., Saunders • Eisenberg RL (1992) Clinical Imaging, an Atlas of Differential Diagnosis, ch C10, 2nd ed., Aspen Publishers.

- **Retikuläre und/oder moduläre (< 5 mm), evtl. wabenartige Zeichnungsvermehrung**
- **Verdichtete Interlobärsepten (Kerley-Linien)**
- **Peribronchiale, perivaskuläre Verdichtungen**

Einteilung

Chronische Bronchitis

Kardial
▶ Interstitielles Lungenödem

Neoplastisch
Lymphangiosis carcinomatosa

Malignes Lymphom

Infektionen
Tuberkuloseresiduen
Virale Pneumonie
Pneumocystis carinii- und Toxoplasmose-Frühstadien
Mykoplasmen
Filariasis, Schistosomiasis

Bronchiektasen

Staubinhalation

**Anorganisch:
Pneumokoniosen**
z. B. Silikose

Asbestose

**Organisch:
Hypersensitivitätspneumonitis**
(allergische Alveolitis, Spätstadien)
Farmerlunge, Byssinose, Vogelzüchterlunge

Sarkoidose (Stadien II und III)

Bindegewebserkrankungen
Sklerodermie, Sjögren-Syndrom,
Dermato-, Polymyositis, rheumatoide Arthritis

**Idiopathische interstitielle Fibrose
(Hamman-Rich)**
Chronische Bronchiolitis („small airway disease")
Akute Bronchiolitis
O₂-Toxizität
Neurofibromatose
Medikamentöse allergische Alveolitis
M. Bechterew
Tuberöse Sklerose, Amyloidose, zystische Fibrose, Goodpasture-Syndrom
Histiozytose X

Weiterführendes

„Schienenstrangphänomen", „dirty chest"

Kerley-B-Linien v. a. bei rezidivierendem Ödem, Umverteilung, Kardiomegalie

Oft basal; mit Pleuraerguß, Lymphomen
(am häufigsten Bronchial-, Mammakarzinom)

Bronchoalveoläre Lavage und Serologie

Oft mit Eosinophilie

Mittlere und obere Lungenfelder,
selten Eierschalenhili
Meist basal, Pleuraverdickung, häufig Entartung

Präzipitationstests

Oft symmetrisch

Meist basale Lungenabschnitte

Ungeklärte progrediente Lungenfibrose

Nitrofurantoin (Eosinophilie), Zytostatika

Oberfelder, Honigwaben; oft Pneumothorax

Burgener FA, Kormano M (1988) Röntgenologische Differentialdiagnostik, p 347, 2. Aufl, Thieme • Fraser RG, Paré JAP et al. (1991) Diagnosis of Diseases of the Chest, p 3088–3101, 3d ed., Saunders • Eisenberg RL (1992) Clinical Imaging, an Atlas of Differential Diagnosis, ch Ca, 2nd ed., Aspen Publishers.

- Zug oder Verdrängung des Mediastinums
- Spannungspneumothorax ausschließen

Einteilung

▶ **Verlagerung zur kranken Seite (Zug)**
Vermindertes Lungenvolumen
  – Atelektase
  – Postoperativ (nach Lungenresektion)
  – Fibrosen (Traktion)
  – Hypoplastische Lunge

▶ **Verlagerung zur gesunden Seite (Verdrängung)**
Großer Pleuraerguß
Spannungspneumothorax
Vermehrtes einseitiges Lungenvolumen
– Bullöses, kongenitales Lungenemphysem
– Obstruktion des Hauptbronchus durch
  Tumor, Fremdkörper
Zwerchfellhernie
Große pleurale, pulmonale, mediastinale
Raumforderungen

Weiterführendes

Meist mit gleichseitigem Zwerchfellhochstand

Homogene Verschattung; Punktion

Bronchoskopie

CT Thorax

Eisenberg RL (1992) Clinical Imaging, an Atlas of Differential Diagnosis, ch C25, p 130, 2nd ed., Aspen Publishers.

13

- **Umschriebene rundliche Transparenzverminderung (gelegentlich Einschmelzung)**
- **Cave: Verwechslung mit extrapulmonalem Befund, z. B. Mamille**
- **Weiteruntersuchung: Vergleich mit früheren Bildern, Durchleuchtung (evtl. mit Markierung), CT Thorax, Punktion**

Hauptursachen

++	Bronchialkarzinom, Metastase
+(+)	Tuberkulom
+	Benigne Tumoren, Hamartom
(+)	Lungenabszeß

Einteilung

▶ **Nach Ätiologie**

Neoplastisch
Bronchialkarzinom
Hamartom (< 2 cm)

Metastase (hämatogen)
Non-Hodgkin-Lymphom, M. Hodgkin
(> 2 cm)
Bronchialadenom
Alveolarzellkarzinom
Multiples Myelom

Vaskulär
Orthograd getroffener Lungeninfarkt

Infektionen
Tuberkulom (< 2 cm)

Lungenabszeß

Pilze
Histoplasmom (< 2 cm)
Aktinomykose

Lokalisierter Pleuraerguß

Hämatom

Inhalativ
Silikose (> 2 cm)

Asbestose (> 2 cm)

Verschiedenes
Echinokokkuszyste (evtl. sehr groß)
Arteriovenöse Fisteln, Mißbildungen
Bronchogene Zyste
Bronchopulmonale Sequestration

▶ **Nach Aspekt**

Multiple Rundherde
Hämatogene Metastasen
Pyogene Abszesse (septische Embolien)
Granulomatöse Erkrankungen
– Tuberkulose
– Histoplasmose
– Wegener-Granulomatose
Alveolarzellkarzinom
Fibrosen, Pneumokoniosen

Miliare Rundherde (< 5 mm)
Tuberkulose
Disseminierte hämatogene Metastasen
Frühstadien interstitieller Prozesse

Weiterführendes

Unscharf begrenzt
5 %, scharf begrenzt, peripher evtl.
typische Verkalkungen
In 75 % multipel, in 25 % solitär

Szintigraphie

Häufig verkalkt, meist im Oberlappen; in 80 %
Satellitenläsionen (Lymphknoten, Residuen)
Häufig bilateral und Kavernen, posterior,
meist Staphylokokken oder Anaerobier

Kann verkalken, häufig im Unterlappen
Häufig Kavernen, meist im Unterlappen

Eher im Oberlappen, häufig mit Lymph-
knotenvergrößerung und retikulärer
Zeichnung beidseits
Eher im Unterlappen, pleurale Veränderungen

Unterschiedliche Größen
Oft Kavernen, i. v. Drogenabusus

Lungenfunktion, Diffusionskapazität

(s. S. 190)

Khoury NF et al. (1987) Chest 91 : 128 • Fraser RG, Paré JAP et al. (1991) Diagnosis of Diseases of the Chest, p 3056–3079, 3d ed., Saunders • Eisenberg RL (1992) Clinical Imaging, an Atlas of Differential Diagnosis, ch 1, 2nd ed., Aspen Publishers.

● **Aortenaneurysma rasch erkennen**

Hauptursachen

Lymphknotenvergrößerungen (entzündlich, neoplastisch, granulomatös)
Neurogene Tumoren, Thymome, intrathorakale Struma

Einteilung	Weiterführendes
	CT, Histologie
▶ Vergrößerte Lymphknoten	
– Bakteriell, Tuberkulose, Histoplasmose	Sputumuntersuchung, Serologie
– Metastasen, malignes Lymphom, Leukämie	Bronchoskopie, Biopsie
– Sarkoidose, Histiozytose X	
– Pneumokoniosen, Silikose	Mittleres Mediastinum
▶ **Neoplasie**	
Neurogene Tumoren, Neurofibrom	v. a. **posterior**, scharf begrenzt, unilateral
Thymom, Thymushyperplasie	**Anterior**; evtl. Myasthenia gravis
(Retrosternale) Struma, meist benigne	Kranial, **anterior**, evtl. mit Kompression von Trachea, Ösophagus
Keimzelltumoren, Teratom, Seminom	Vorderes Mediastinum, Weichteildichte evtl. Verkalkungen (Teratom)
Spinale Tumoren	**Posterior**
Weichteiltumoren, Lipome, Fibrome	
▶ **Vaskulär**	
Aortenaneurysma	
Dilatation der Vena cava superior	Kontrastmittelanreicherung
▶ **Verschiedenes**	
Zwerchfellhernien	
– Hiatushernie	evtl. Spiegel; Gastroskopie, Magen-Darm-Passage
– Morgagni-Hernie	Anterior (Trigonum sternocostale)
– Bochdalek-Hernie	Posterior
Mediastinalhämatom	Meist symmetrisch, kranial
Mediastinitis	Meist kranial, akut bei Ösophagusruptur; chronisch: granulomatös oder sklerosierend
Perikardzyste	Basal, **anterior**, meist rechts
Zenker-Divertikel	Kranial, **posterior**
Megaösophagus, Ösophaguskarzinom	**Posterior**
Gastro-neurenterische Zyste	**Posterior,** scharf begrenzt, homogen

13

Bordow RA et al. (ed) (1991) Manual of Clinical Problems in Pulmonary Medicine, p 470, 3d ed., Little Brown & Comp. • Fraser RG, Paré JAP et al. (1991) Diagnosis of Diseases of the Chest, p 3148–3159, 3d ed., Saunders • Eisenberg RL (1992) Clinical Imaging, an Atlas of Differential Diagnosis, ch 21–23, 2nd ed., Aspen Publishers.

- **Herz-Thorax-Quotient > 0,5**
- **Im Seitenbild dorsal ausladender linker Ventrikel (über Vena cava inferior) und/oder zu > $\frac{1}{3}$ sternal anliegender rechter Ventrikel**
- **An nichtkardiale Ursachen denken**

Häufigkeit

(kardiale Ursachen)

+++	Dilatation einer, mehrerer oder aller Herzhöhlen
+	Sportherz (physiologisch)
(+)	Perikarderguß

Einteilung

▶ Myokardial

Linksventrikuläre Dilatation
Herzinsuffizienz (s. S. 39)
– Koronare, hypertensive Herzkrankheit
– Vitien (Mitralinsuffizienz, Aorten-
klappeninsuffizienz, fortgeschrittene
Aortenklappenstenose, Shunts,
kongenital Vitien)
Myokarditis, Kardiomyopathien (s. S. 47, 48)

Ventrikelwandaneurysma
High output failure (Anämie, Hyperthyreose,
arteriovenöse Fisteln, Beri-Beri-Herz, M. Paget,
Polyzythämie, Gravidität)

Linksventrikuläre Hypertrophie (exzentr.)
Arterielle Hypertonie
Aortenklappenstenose

Dilatation des linken Vorhofs
Mitralinsuffizienz, Mitralstenose
Bei schwerer Kardiomyopathie
Shunts, Vorhofmyxom, bei schwerer Restriktion/
Konstriktion des linken Ventrikels

Dilatation des rechten Ventrikels
Pulmonale Hypertonie mit Cor pulmonale
(initial rechtsventrikuläre Hypertrophie)
Akute schwere Lungenembolie
Bei schwerer chronischer Herzinsuffizienz
Vitien (Mitral-, Trikuspidal-, Pulmonalklappe,
Links-rechts-Shunt, Fallot-Tetralogie)
Rechtsventrikuläre Kardiomyopathie

Dilatation des rechten Vorhofs
Bei rechtsventrikulärer Dilatation
Vitien (Links-rechts-Shunt: Vorhofseptum-
defekt; Trikuspidal- und Pulmonalklappen-
vitien, kongenitale Vitien, z. B. Ebstein-
Anomalie)
Bei Restriktion/Konstriktion des rechten Ventrikels

▶ Perikardial
Perikarderguß
Perikardzyste (s. Mediastinalverbreiterung
S. 193)

▶ Nichtkardial
Trichterbrust
Aufnahme im Liegen
Schlechte Inspiration
Fettbürzel

Weiterführendes

Vorsichtige Belastung, Echokardiographie
Echokardiographie

Echokardiographie, Serologien, Äthyl-
anamnese
Echokardiographie

Echokardiographie, EKG

Echokardiographie
Nicht selten Vorhofflimmern

Echokardiographie
Lungenfunktion; p pulmonale im EKG

Lungenszintigraphie, ABGA
Ödeme

Echokardiographie

Echokardiographie

Basal, anterior, meist rechts

Geringgradig

Burgener FA, Kormano M (1988) Röntgenologische Differentialdiagnostik, p 259, 2. Aufl, Thieme • Eisenberg RL (1992) Clinical Imaging. an Atlas of Differential Diagnosis, ch 2, 2nd ed., Aspen Publishers • Braunwald E (1992) Heart Disease, ch 16, p 453, 4th ed., Saunders.

- **Physiologisch: rechts einen halben Interkostalabstand höher als links**
- **Normvariante: in 10 % gleich hoch oder links höher**
- **Innerviert durch N. phrenicus (aus C$_4$), verläuft rechts lateral der Vena cava superior, links im vorderen Mediastinum**

Einteilung

Intraabdominale Volumenvermehrung
Adipositas
Gravidität
Magenblähung
Blähung der linken Kolonflexur
Hepato(spleno)megalie
Aszites
Intraabdomaler Tumor
Subphrenischer Abszeß
Hämatom

Intrathorakal
Atelektase
Akute Pleuritis
Lungenembolie, -infarkt
Zwerchfellhernie
Subpulmonaler Erguß
Lungenfibrose
Nach Lobektomie/Pneumonektomie
Nach Thoraxtrauma, Zwerchfellruptur
(traumatisch)
Zwerchfelltumor, -zyste

Phrenikusparese

Trauma, postoperativ
Tumoren im Mediastinum: Bronchialkarzinom,
Metastasen, malignes Lymphom
Retrosternale Struma
Aortenaneurysma

Hemiplegie
Poliomyelitis, periphere Neuritis
Guillain-Barré-Syndrom

Weiterführendes

US
US
CT
US, CT

Rö-Thorax, evtl. Thorax-CT

Lungenszintigraphie
Gastroskopie, Ösophaguspassage
Gefangen, nicht auslaufend

**Paradoxe Beweglichkeit:
Durchleuchtung**

Thorax-CT,
Bronchoskopie, Sputumzytologie
Thorax-CT
Thorax-CT

Schädel-CT

Vitalkapazität, LP

13

Eisenberg RL (1992) Clinical Imaging, an Atlas of Differential Diagnosis, ch C37, 2nd ed., Aspen Publishers.

● Am häufigsten: Ischämische Infarkte, Blutung, Tumor
● Applikation von Kontrastmittel (KM), evtl. MRI

Einteilung

▶ Hyperdense Läsionen (Nativ-CT)

Blutungen
Akute intrazerebrale Blutung
Akute extrezerebrale Blutung
– Akutes Epiduralhämatom
– Akutes Subduralhämatom

Tumoren
Benigne: Meningeome (meistens)

Maligne
– Metastasen
– evtl. primäre Lymphome

▶ Hypodense Läsionen (Nativ-CT)

Durchblutungsstörungen
Ischämischer Infarkt

Strahlennekrose

Tumoren
Maligne
– Astrozytom
– Glioblastom

– Oligodendrogliom
Dermoid
Lipom

Infektionen
Abszeß

Anderes
Multiple Sklerose

Chronisches Subduralhämatom

▶ Multiple Läsionen
Ischämische Infarkte
Metastasen
Disseminierte Infektionen: Toxoplasmose,
Histoplasmose, Zytomegalie, Tuberkulose,
Zystizerkose
Multiple Sklerose
Sarkoidose

Weiterführendes

Scharf begrenzt, oft kalzifiziert, intensive
KM-Anreicherung

Kolonkarzinom, Osteosarkom
Oft multipel

Akut: evtl. periphere KM-Anreicherung;
Verteilung nach Gefäßterritorien
Schwierig von Tumoren zu unterscheiden

Wenig KM-Anreicherung
Inhomogen, unscharf, zentral hypodens,
ausgeprägte Anreicherung
Inhomogen, Kalzifizierungen
In der Mittellinie, ohne Anreicherung, inhomogen
In der Mittellinie, ohne Anreicherung, homogen,
scharf abgegrenzt

Zentral hypodens, ringförmige
Anreicherung

Multifokal, scharf berandet, selten
Anreicherung
Extrazerebral gelegen

Serologie

Rö-Thorax

Eisenberg RL (1992) Clinical Imaging, an Atlas of Differential Diagnosis, ch SK 18–24, 2nd ed., Aspen
Publishers.

14

14

14

Memorix

Die ideale Entscheidungshilfe für den klinischen Alltag

G. Bornhöft:
Pathologie
1994. DM 62,-.
ISBN 3-8261-0006-9
Voraussichtlicher
Erscheinungstermin:
Dezember 1994

C. Droste/ M. von Planta:
Memorix
3. Auflage 1993. DM 54,-.
ISBN 3-527-15492-2

D. Harms/J. Scharf:
Pädiatrie
1993. DM 62,-.
ISBN 3-527-15489-2

J. Hussmann: Chirurgie
1993. DM 62,-.
ISBN 3-527-15469-8

S. Keßler: Labordiagnostik
1992. DM 62,-.
ISBN 3-527-15502-3

S. Müller: Notfallmedizin
2., korrig. Aufl. 1993.
DM 62,-.
ISBN 3-527-15535-X

Th. Rabe: Geburtshilfe und
Gynäkologie
1992. Zusammen DM 62,-.
ISBN 3-527-15709-3

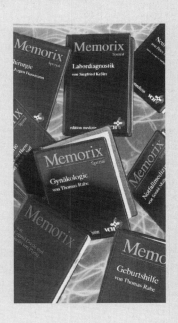

R.F. Schmidt: Physiologie
1992. DM 38,-.
ISBN 3-527-15479-5

Stand der Daten: Juli 1994

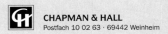

CHAPMAN & HALL
Postfach 10 02 63 · 69442 Weinheim